呼吸危重症
专科护理
实用手册

卢才菊 吴玉婷 杜珊珊 主编

曹英 主审

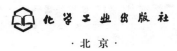

化学工业出版社

·北京·

内容简介

本书对呼吸重症监护病房（RICU）常见重症护理技术操作规程、呼吸重症康复技术、中医适宜技术在肺系疾病中的应用等进行了详细的介绍，并附相关流程图；还介绍了 RICU 常规工作程序、RICU 医院感染与控制、集束化护理、信息化建设与管理等内容。本书内容特点突出，图文并茂，方便记忆，便于操作，临床实用性强，可供呼吸与危重症医学科护理人员、ICU 护士、呼吸科青年医生、基层呼吸科医生等参考。

图书在版编目（CIP）数据

呼吸危重症专科护理实用手册 / 卢才菊，吴玉婷，杜珊珊主编 . —北京：化学工业出版社，2024.6
ISBN 978-7-122-45017-3

Ⅰ.①呼… Ⅱ.①卢… ②吴… ③杜… Ⅲ.①呼吸系统疾病-险症-护理-手册 Ⅳ.①R473.5-62

中国国家版本馆 CIP 数据核字（2024）第 050235 号

责任编辑：邱飞婵　　　　　　　　文字编辑：李　平
责任校对：宋　夏　　　　　　　　装帧设计：史利平

出版发行：化学工业出版社
　　　　　（北京市东城区青年湖南街 13 号　邮政编码 100011）
印　　刷：北京云浩印刷有限责任公司
装　　订：三河市振勇印装有限公司
880mm×1230mm　1/32　印张 8¼　字数 236 千字
2024 年 6 月北京第 1 版第 1 次印刷

购书咨询：010-64518888　　　　　售后服务：010-64518899
网　　址：http://www.cip.com.cn
凡购买本书，如有缺损质量问题，本社销售中心负责调换。

定　　价：49.80 元　　　　　　　　版权所有　违者必究

编写人员名单

主　　　编	卢才菊	吴玉婷	杜珊珊	
副　主　编	杨　阳	柯　颖	叶柄锋	
主　　　审	曹　英			
编　　　者	卢才菊	吴玉婷	杜珊珊	杨　阳
	柯　颖	叶柄锋	黄丽红	严　云
	闵　俐	曹利宁	赵雪晴	宋晓春
	林　丹	杨宏慧	罗燃燃	郭小玲
	廖师红	刘小青	周世妹	李　莎
	黄秀琴	刘宝莲	邹胜炜	黄思思
	李　璐	徐广弋	谌英倩	龚　莎
	袁艺辰	张　慧	章艳平	蒋娇玲
	曾婷华	郭娟丹	周燕平	卢祖琴
	刘旭凡	邓青梅	江　南	

随着现代医学的发展，生命支持技术的不断完善与危重症医学的进步，呼吸病学也从传统呼吸内科朝着"呼吸与危重症医学科"的格局发展。从基础病的规范化诊治到危重症患者的救治，从简单的呼吸支持和呼吸衰竭的救治，到多学科交融的多器官功能维护与生命支持，呼吸与危重症医学科紧跟着现代医学发展的节奏，不断发展前行。学科的发展，提升了呼吸危重症病例的救治能力和应对突发的呼吸病相关公共卫生事件的能力。

近年来，随着呼吸系统疾病患病率的不断增高，重症呼吸系统疾病随之增加。由于疾病或外伤等因素，气体吸入、肺部气体交换、气体转运会受到不同程度影响，导致心肺功能障碍，增加死亡率或延长住院时间。重症呼吸系统疾病对医务人员专业素质的要求愈来愈高，呼吸危重症护理队伍专业化发展必然是我国呼吸护理事业发展的趋势。

由此可见，随着新形势、新高度、新的学科格局不断形成和发展，培养高素质的呼吸护理人才投身于护理实践，并在呼吸危重症护理专业领域发挥带头人作用已成为新时期面临的新课题。本书是在参考大量国内外文献基础上结合临床实际，积极讨论，反复修改后编写而成的系统性临床实用手册，借鉴国外经验，结合我国实际，建立和发展呼吸危重症护士培训制度，无疑是提高呼吸危重症护理专业技术水平和促进专业发展的重要策略和方向。希望呼吸危重症专科护士加强培训和学习，扩充呼吸危重症护理联盟护士队伍，使呼吸危重症专科护士对提高危重症护理专业技术水平发挥愈加显著的作用，更好地维护人民群众健康权益。

由于编者水平有限，呼吸与危重症医学又不断发展更新，本书难免存在不足，欢迎广大读者反馈指正，以便再版修订。

编者
2024 年 1 月

目 录

第一章

呼吸与危重症医学概述

呼吸学科是国内建立最早与发展最早的医学专科之一。回首过去近一个世纪的发展历程，学科大致经历了三个发展阶段。第一阶段为肺结核防治阶段（20世纪初至60年代末）：主要任务是肺结核防治，在此期间形成了呼吸学科的雏形，国内最早建立呼吸科的单位（如北京大学第一医院、上海中山医院、解放军总医院等）即脱胎于结核科或与结核科有着密切的历史联系。第二阶段为肺源性心脏病（简称肺心病）防治阶段（20世纪70年代初至90年代中期）：这一阶段成立了全国、各大区和各省（区市）的肺心病防治协作组，重点开展对慢性支气管炎、肺气肿、肺心病的防治研究。在此期间，各单位逐步建立开展了呼吸疾病诊疗的技术体系，如肺功能、血气分析、机械通气、支气管镜等。各医院先后在内科中建立起呼吸专业组，后又设立独立的呼吸科。在肺心病防治工作中，对肺心病急性发作合并肺性脑病重症患者的治疗，催生了最初的重症监护医疗单元的建立。第三阶段为现代呼吸病学阶段（20世纪90年代中期至今）：全方位开展各种呼吸疾病的防治研究，与国际呼吸学科发展趋势相呼应，呼吸病学与危重症医学的捆绑式、交融式发展成为其主要特征。在这一阶段，许多呼吸科建立了呼吸重症监护病房（RICU）或内科重症监护病房（MICU），客观上形成了呼吸与危重症医学（PCCM）专科的初步格局。与此同时，危重症医学在国内被作为"独立"的"二级学科"，在过去10余年里发展迅速，成为一支重要的临床力量。需要正确面对的是，目前国内呼吸与危重症医学科和综合的"重症医学科"在内科危重症医疗中存在业务重叠和交叉，因多种原因形成各自的发展理念。如何定位、交融、共同发展，成为呼吸病学与危重症医学两个学科需要认真考虑的问题。

　　虽然国内呼吸病学领域早在20世纪70年代起就有了PCCM体制的雏形，80年代起进入快速发展期，而且目前国内大部分三级甲等教学医院均设置有RICU，1/3～1/2的大医院呼吸科已更名为呼吸与危重症医学科。但是，国内PCCM的发展还有诸多需要迅速加强的地方。首先，科室领导作为行政与学科带头人，一定要认识到PC-CM是呼吸科的主要发展方向，是现代呼吸病学的基本格局，已经成为内科专业下一个极为重要的专科，科室名称亦应作相应更改。其次，必须积极借鉴国际经验和根据我国情况，迅速建立 PCCM 专科医师培养体系。国家卫生和计划生育委员会已出台《关于开展专科医师规范化培训制度试点的指导意见》，呼吸科医师必须抓住这一历史性机遇；动员住院医师选择 PCCM 专科，坚定地推动 PCCM 专科医师培训，形成学科发展的人才基础。再次，呼吸科医师必须开拓视野，积极学习以脏器监测和支持技术为代表的危重症医学知识，如血流动力学监测、连续性肾脏替代治疗（CRRT）、液体管理、营养支持治疗等，并在临床实践中积极应用，提高在危重症领域的能力和水平。

中华人民共和国成立以来，特别是改革开放以来，我国健康领域改革发展取得显著成就，医疗卫生服务体系日益健全，人民健康水平和身体素质持续提高。但工业化、城镇化、人口老龄化、疾病谱变化、生态环境及生活方式变化等，也给维护和促进健康带来一系列新的挑战，健康服务供给总体不足与需求不断增长之间的矛盾依然突出，健康领域发展与经济社会发展的协调性有待增强，需要从国家战略层面统筹解决关系健康的重大和长远问题。2016 年中共中央、国务院印发了《"健康中国 2030"规划纲要》，2018 年国家卫生健康委员会发布《关于印发呼吸学科医疗服务能力指南（2018 年版）的通知》，促进了呼吸学科发展，推进了健康中国建设。目前，我国社会主要矛盾已经转化为人民日益增长的美好生活需要和不平衡不充分的发展之间的矛盾。这也同样适用于卫生和呼吸疾病防治事业：呼吸疾病负担的增加、防治措施相对不足、呼吸病患者健康的紧迫需要和呼吸学科发展不平衡之间存在突出矛盾。由于我国长期没有建立起规范的毕业后教育制度，包括住院医师规范化培训制度和专科医生规范化培训制度，以及学科建设缺乏规范和标准，导致我国呼吸与危重症医学科（简称 PCCM 科）存在明显的不均衡、不规范的问题。因此，也导致在不同医院或地区呼吸病的诊治和处理不统一和不规范的现象，严重地影响分级诊疗的实施。推动我国呼吸学科的发展，有效应对日益严峻的呼吸疾病负担和人民对健康生活的需求，需要重视和解决下述几个问题：一是要高度重视人才培养，吸引优秀人才从事呼吸与危重症医学科，做好内科住院医师、呼吸与危重症专科医师规范化培训，构建素质优良的学科队伍；二是通过呼吸专科联合体建设，从医疗（包括会诊和远程会诊、双向转诊、医疗质量控制）、教育培训、临床研究三个方面整合资源，构建体系，提高临床诊治的能力，推动学科发展；三是需要推进科室的规范化建设，从建制、设施、人员、业务能力、管理等方面设立学科建设标准，为医疗业务开展和人才培养提供平台。为了积极推进呼吸与危重症医学科的规范化建设，中华医学会呼吸病学分会、中国医师协会呼吸医师分会、中国呼吸专科联合体、国家呼吸医疗质量控制中心共同发起"呼吸与危重症医学科规范化建设项目"，旨在推动 PCCM 科的规范化体系建设与能力提升，为实施分级诊疗创造条件，整体提升我国的呼吸疾病防治水平。该项目将参照国际现代 PCCM 科建制与体系，结合我国国情，制定项目建设标准和评审认定方法。PCCM 科规范化建设的核心内容涵盖科室部门建制、业务建制、人员建制、设施建制、管理建制及文化建设等方面。考虑到我国幅员辽阔，存在不同地区间和医院等级间的差异，项目分别针对三级和二级医院 PCCM 科室建设设立不同层面的标准。每一个层面又根据条件设定培育、达标、优秀和示范单位四个级别。经过 1 年半的运行，并广泛征求意见，推出了 2020 版的规范化建设标准。

新冠疫情的暴发，更加凸显了呼吸学科规范化建设的紧迫性和必要性。同时，规范化建设后的呼吸学科接受了严峻考验，呼吸科医师为抗击疫情做出了重大贡献，是抗击疫情的主力军。期望通过 PC-CM 科室规范化建设，引领呼吸学科同质化发展壮大，富于实效地推动我国现代呼吸学科的发展，以应对呼吸疾病防治的严峻形势，承担起学科的历史责任。同时，PCCM 科室规范化建设将为我国医学专科建设先行探索，取得先期经验，为未来不断完善医学专科的建设提供经验与借鉴。

危重症护理是医疗领域中的一个重要分支，致力于为危重症患者进行全面、有效的监护和治疗。我国的危重症护理发展较晚，20 世纪 70 年代，我国逐渐从国外引进危重症护理的概念，随着危重疾病越来越多，严重程度不断增加，危重症护理在长期的实践中得到良好发展，但是危重症护理发展不平衡，管理模式不够完善，护理专业能力有待提高。呼吸重症监护病房出现后，呼吸危重症护士从专业角度为患者提供呼吸支持及康复技术，包含雾化吸入、气道廓清技术、自主咳嗽、叩背、排痰技术、清醒及机械通气俯卧位治疗技术、高流量氧疗、无创呼吸机的使用、气管插管患者护理等，始终秉承以患者为中心的服务理念，学习和开展新技术，并具备敏锐的观察力和迅速的应变能力，运用自己所学专业知识，对病情变化做出有效的判断，及时采取护理救助措施，为抢救赢得时间及机会。

进一步改善护理服务行动计划（2023—2025 年）提出，优先在危重症、急诊、手术室、产科、血液净化、伤口造口等领域，推动临床护理专业化发展和护理人才培养。危重症护理需要制定完善的管理和监护制度，优化护理人员资源配置，加强专业培训，对工作中存在的问题进行分析与研究，从而有效提高危重症护理水平，提高患者抢救成功率，促进呼吸与危重症医学及护理学的可持续发展。

第二章

呼吸重症监护病房（RICU）常规工作程序

第一节　进入 RICU 的要求和注意事项

一、着装要求

1. 本科室人员统一着蓝色分体装，实习生统一着白色学院护士服，进修护士统一自备院内护士服，要求衣着合体，内衣领口、袖口不外露，不着高领以及深色衣物；不得混穿；衣帽整洁，衣扣齐全，规范佩戴胸牌，信息齐全。

2. 佩戴燕尾帽：女士长发用发网盘好再佩戴燕尾帽，要求后发不及肩，前发不遮眼。佩戴圆筒帽：男士不留大鬓角，帽前不露刘海，后不露发迹，侧发不及耳，脸部干净。

3. 本科室工作人员每人配备一双拖鞋以及外出白色护士鞋，禁止使用一次性鞋套替代外出护士鞋以及进入监护室，着肉色、浅色袜子。

4. 按要求戴好外科口罩，疫情或者特殊情况按相关要求戴防护口罩，口罩松紧适宜，必须罩住口鼻。

5. 上岗时不佩戴外露的相关饰品，不留长指甲以及涂指甲油，不喷浓郁香水。

6. 上班期间护士可适当化淡妆，要求举止得体大方，稳重。

二、注意事项

1. 严格执行院内各项规章制度、护理核心制度上岗，不迟到、不早退，严格落实"三查八对"制度，正确执行相关医嘱。

2. 按流程交接班，服从护士长排班、组长分配，责任护士按层级分管相应患者。对于所配备人员（进修生、规培生、实习生）做到放手不放眼，合理教学。

3. 病区内禁止大声喧哗、接打电话、玩手机、嬉戏打闹、私下讨论患者病情，如违反，按照相关规定给予相应处罚。

4. 密切观察患者病情变化，及时报告医生。协助医生合理做好抢救，事后将所有物品及时清洁归位。

5. 进行相关床边操作时，特别是多重耐药等有特殊隔离要求的患者，注意手卫生，禁止使用一次性手套替代手卫生。

6. 对待患者用语应礼貌，适当满足其需求。家属探视时，积极主动向家属沟通相关病情以及饮食情况。

7. 严格限制探视人数和时间，要求探视者穿隔离衣、一次性鞋套。特殊时期严格落实医院感染防控相关要求，建议视频探视。

8. 对于多重耐药患者、特殊隔离患者，按照相关隔离要求实施护理，严格督促护理员以及保洁员工作。

第二节 RICU 的人员编制及分级管理

一、RICU 的人员编制

根据《重症医学科建设与管理指南（2020 版）》要求，重症医学科护士人数与床位数之比不低于 3∶1。重症医学科护士长应当具有中级以上专业技术职务任职资格，具备较强的行政管理能力，且具有在重症医学科连续工作三年以上或三级医院重症医学科进修一年的经历。

重症医学科护士必须经过严格的专业培训，熟练掌握重症护理基本理论和技能，并经过科室考核合格后，才能独立上岗。除常规临床护理技术外，应根据科室工作需要，掌握各系统重症患者的常规护理，监护设备和信息系统的使用，氧疗技术，呼吸机常规使用技术，心脏除颤技术，重症康复一般技术；气道管理，各类导管的管理，各类输液泵（注射泵）的应用和管理，疼痛管理；各系统器官功能监测护理，血液净化护理，水、电解质及酸碱平衡监测护理，营养支持护理，心理护理；医院感染预防与控制，内镜使用及重症患者抢救配合技术等。鼓励通过日常培训和继续教育等途径，不断更新知识，提高技术水平。

二、RICU 的人员分级管理

根据核心能力要求及科室临床工作实际需求、护士工作能力，进行护士的层级评定［N1（从事科室护理工作 1～2 年的护士）、N2（从事科室护理工作 3～7 年的护士）、N3（从事科室护理工作 8 年以上的护士）］；根据危重患者的病情、护理工作量、护理难点对危重患者进行分级，让不同层级的护士分管不同级别的患者（如高层级护士分管危重患者，低层级护士分管病情较稳定患者），保证患者安全。通过规范、系统的专业培训，使 RICU 在岗的各级护士能够循序渐进地掌握专科理论知识及专业技能，逐步提高理论水平及专业水平，具备扎实的专业理论知识、精湛的监护急救技术、良好的心理素质和沟通技巧、敏锐的观察和应变能力及高度的法律意识，为患者提供专业化、全面、系统、连续性、安全的护理服务，达到解决相关临床护理问题、提高科室危重症专业护理队伍整体水平的目的，以适应呼吸与危重症医学科的专业要求和发展方向。

第三节　RICU 护士分级培训及考核

一、培训目的

RICU 是各种呼吸危重患者集中的特殊场所，它的特点是患者病情危重、变化快，抢救仪器设施多，医疗介入面广，技术要求高。这就要求 RICU 护士必须具有良好的医德医风，具有慎独精神，临床护理专业知识和经验丰富，护理操作技术规范、熟练，法制观念强，同时还要具有一定的人文社会科学知识和使用高、精、尖仪器的能力，在护理过程中细心观察病情，掌握各项抢救设施的操作技能，具备对突发事件的应急能力，规避风险，才能保证患者治疗过程的安全及护理质量。

根据 RICU 的人员分层管理要求对护士进行分级，首先按照医院的要求每年按时完成继续教育学习，每月完成业务查房和业务学习，其次通过科室对护士进行分级培训，使各级护理人员的业务技术知识更新，从实际需要出发，不断提高各级护理人员技术水平和职业道德。

二、培训组织

建立科护士长、护士长、总代教老师、带教老师的临床教学管理组织。带教老师必须是至少工作 3 年的人员。课程尽量安排 N2 以上老师授课。

三、培训对象

目前从事 RICU 临床护理工作的各级护理人员。

四、培训内容

（一）N1 护士培训

主要包括基本理论培训、基本技能培训。

1. 科室简介　重点介绍科室的组织机构、规模、功能、任务、目标及管理模式等。

2. 职业道德教育　护士礼仪规范、护士语言规范、优秀护士应具备的品质及人文关怀等。

3. 各项护理工作制度，护理管理组织体系，工作重点，护理工作质量标准，各班工作职责及流程等。

4. 专科护理操作技术　心肺复苏、呼吸机操作、中心静脉压测量、气管切开吸痰术、微量泵操作、心电监护操作、心电图操作、动脉采血操作、电子升降温仪操作、非同步除颤仪操作、CRRT 操作技术等。

5. 护理文书书写 体温单、医嘱单、护理记录单、危重患者护理记录单等的书写。

6. 护理安全教育和护理法律法规 《护士条例》、《医疗事故处理条例》等，护理差错事故如何防范等。

7. 其他 如院内感染的有关知识及医疗垃圾处理规定等。

完成护理部技能培训课程和培训手册规定技能项目的数量并由护士长签字后交护理部评分、入档案；完成科室内操作培训计划。

（二）N2 护士培训

1. 基本掌握 RICU 专科疾病的病因、诊断、治疗、护理等，了解国内外护理技术新动态等。

2. 强化危重患者护理的知识与技能，掌握先进仪器设备的使用及管理，提升专科护理技术力量，胜任专科临床护理工作，担任临床带教老师，提升自身教育与培训能力，做一名合格的专科护士。

（三）N3 护士培训

1. 培养其成为具有护理高危患者能力、病房管理能力、运用综合知识提供整体护理能力的护士。

2. 精通本专科护理理论及技术，能解决专科护理业务上的疑难问题，指导危重、疑难患者护理计划的制订与实施；具有护理教学及科研能力；具有课堂教学及临床带教能力；能组织专科护理会诊、护理查房及参加全院性护理会诊；能承担责任组长的工作内容，并协助护士长进行病房管理、质量控制、质量改进等。

3. 掌握国内外护理理论、护理技术的发展和动态，注重科研能力的培养与提高。

五、护理人员考核计分（总分：100分）

1. 科室德、能、勤、绩考核——10分。
2. 完成科室理论培训项目——10分。
3. 完成科室技能培训——20分。
4. 科室业务学习——10分。
5. 院级业务学习——10分。
6. 操作、理论考试——40分。

第四节　RICU护理文书书写规范

一、医嘱单

医嘱单书写要求：

1. 无执业证护士执行医嘱须由带教老师签名。

2. 所有（经口鼻）留置胃肠管、PICC置管、中心静脉导管（CVC）置管（颈内/外静脉置管、锁骨下静脉置管、股静脉置管），均需开留置护理（不收费）的长期医嘱。

3. 皮试结果填写正确，据实填写皮试执行时间及用药时间。即先填写皮试时间，后填写给药时间，且两者间隔时间符合皮试观察时间要求，不得少于20min。

4. 所有医嘱开具的时间不得早于入院时间；转科患者，医嘱开具的时间不得早于转入时间。

5. 加急的医嘱需在30min内执行。

6. 术前用药执行时间应在手术医嘱签字时间前30min至2h。

7. 医嘱需要取消时，应当使用红色笔标注"取消"字样并签名。

8. 原则上取消医嘱后面不得有执行护士签字及执行时间。特殊原因，应在医嘱打印后由执行护士用红色碳素水笔书写"取消"，并签全名。

9．临时医嘱有效时间为 24h，临时备用医嘱有效时间为 12h。

10．备皮执行时间在手术当天。

11．部分医嘱有嘱托，如呋塞米 20mg 静脉注射，白蛋白后。该医嘱的执行时间不得早于白蛋白的执行时间，且应与白蛋白滴注时间有一定的间隔。

二、体温单

用于记录患者的体温、脉搏、呼吸、疼痛及其他情况。包括：一般项目栏、生命体征绘制、眉栏、特殊项目栏等。

（一）一般项目

1．入院时间为 12h 制，入院时间填写需精确到分钟。

2．在体温单 40～42℃ 的相应时间格内填写入院、转入、手术、分娩、出院、死亡时间等项目。时间有重叠的，先填写发生时间早的项目，在临近相应时间格内填写其他项目内容。

3．手术当天为 "0"，连续写 10 天；如 10 天内进行第 2 次手术，则在相应日期内填 0/2，连续写 10 天。

（二）体温

1．监护室患者每 4h 测量一次生命体征；6AM、2PM、10PM 的生命体征需绘制在体温单上。

2．如体温≥39℃，需要绘制降温后体温。

3．体温＜35℃，据实填写数据。

4．患者因外出检查等未测体温的，返回病房后补测。

（三）脉搏及呼吸

1．脉搏超过 150 次/分，据实填写。

2．有创通气的患者，呼吸以 "R" 表示。

3．无创通气体温单上填写患者自主的呼吸频率，不用 "R" 表示。

4. 呼吸与脉搏重叠时，呼吸圈在脉搏外。

5. 呼吸频率大于 50 次/分，或小于 10 次/分，据实填写。

（四）疼痛

1. 评估对象　每个入院的住院患者。

2. 疼痛评估方法（疼痛评分量表）

（1）对语言交流正常的 4 岁以上患儿或成年患者统一使用国际通用视觉模拟评分量表（VAS），癌痛患者可选用数字评分量表（NRS）。

（2）对神志清楚有先天性认知障碍、语言表达困难的患者（如老年痴呆、聋哑患者）采用 Wong-Baker 面部表情评分量表。

（3）对 4 岁或 4 岁以下患儿（儿科、新生儿室）或意识障碍无法配合完成疼痛评估的患者使用 FLACC 评分。

（4）对使用呼吸机、气管插管、气管切开等机械通气而无法正常表达的患儿或成年患者使用重症疼痛观察工具（CPOT）。

患者住院期间使用的疼痛评估方法一般前后一致，若病情发生变化，如神志清醒转昏迷或昏迷转清醒或使用机械通气，则在相应时间栏选择合适的疼痛评估方法。

3. 评估后记录

（1）无疼痛，记录为 0 分，无需记录疼痛部位等。

（2）有疼痛，需记录疼痛的分值，疼痛的部位、性质，以及评分的方法。

（3）暴发痛：系统已设置红色的空心圈表示，并以红虚线与用药前疼痛评分相连。

4. 评估频率

（1）入科时必须评估（含新入、转入时）。

（2）评分 1～3 分，每天评估 1 次。

（3）评分 4～6 分，每天评估 3 次。

（4）评分 7～10 分，每天评估 4 次。

（5）手术患者返回病房行疼痛评估（当时），每天需行 3 次疼痛评估，连续 3 天。

（五）血压及体重

1. 入院患者血压规范登记。

2. 入院或转入时，因病情不能测体重时，分别用"平车""轮椅"表示。

3. 住院期间不能测量体重时，用"卧床"表示。

4. 每周至少测一次体重。

（六）大便

1. 如实记录 24h 的大便次数。

2. 特殊情况

（1）三天无大便应给予处理并记录。

（2）灌肠以"E"表示；灌肠后排便以 E 作分母、排便作分子表示，例如："1/E"表示灌肠后排便 1 次。

（3）"※"表示括约肌有问题的大便失禁。

（4）"☆"表示人工肛门。

（5）如实记录服泻药后的大便次数、腹泻次数。

三、入院评估单

入院评估单书写要求：

1. 体温单、病历首页入院时间与入院评估单时间须一致。

2. 体温单、入院评估单、护理记录单生命体征须一致。

3. 入院评估单记录应客观、真实、准确，所采集的信息与医疗信息必须一致。

4. 入院评估单应在患者入院后 4h 内完成，内容简明扼要，重点突出，表述准确。患者主诉需与医疗保持一致，符合哪项在相应栏内打√。

图 2-1 为入院护理评估单。图 2-2 为 Barthel 指数（BI）评定量表。图 2-3 为预防压疮护理评估表（Braden 评分）。图 2-4 为 Morse 跌倒评估单。图 2-5 为成人营养风险筛查（NRS-2002）评估表。

入院护理评估单

姓名：_____ 性别：____ 年龄：____ 科别：_____ 床号：____ 住院号：_____

基本资料	职业：_____ 文化程度：_____ 民族：_____ 体重：_____ kg 入院时间：_____ 入院方式：_____ 入院诊断：_____ 既往史：_____ 药物过敏史：_____
护理体检	T _____ ℃ P _____ 次/分 R _____ 次/分 BP _____ mmHg 意识：_____ 语言沟通：_____ 四肢活动：_____ 视力：_____ 听力：_____ 吞咽：_____ 伤口：_____ 皮肤情况：_____ 口唇黏膜：_____
生活状态	饮食：　　　　睡眠：　　　　排尿：　　　　排便：
自理能力 评估	Barthel 指数(BI)评分：
疼痛评估	疼痛：
压疮危险 因素评估	Braden 评分：
跌倒危险 因素评估	Morse 评分：
营养风险 筛查评分	营养评分：
导管危险 因素评估	导管：
心理评估	心理反应：_____ 患者对疾病的理解：_____
提供资料者：_____	
评估时间：_____ 评估人：_____	

图 2-1　入院护理评估单

Barthel 指数（BI）评定量表

姓名：　　　性别：　　　年龄：　　　科室：　　　床号：　　　住院号：

日期时间	进食	洗澡	修饰	穿衣	控制大便	控制小便	如厕	床椅转移	平地行走	上下楼梯	总分	自理能力	签名

图 2-2　Barthel 指数评定量表

预防压疮护理评估表（Braden 评分）

姓名：　　　性别：　　　年龄：　　　科室：　　　床号：　　　住院号：

项目＼时间	Braden 评分						护理措施	评估人
	感知	潮湿	活动能力	移动能力	营养	剪切力/摩擦力	总分	

图 2-3　预防压疮护理评估表（Braden 评分）

Morse 跌倒评估单

姓名：　　　　性别：　　　　年龄：　　　　科室：　　　　床号：　　　　住院号：

日期 ＼ 评估内容	跌倒史	医学诊断	行走辅助	静脉输液治疗或使用肝素锁	步态	认知状态	总分	其他	护理措施	签名

图 2-4　Morse 跌倒评估单

成人营养风险筛查（NRS-2002）评估表

一、患者资料			
姓名		住院号	
性别		病区	
年龄		床号	
身高/cm		体重/kg	
体重指数（BMI）		蛋白质/（g/L）	
临床诊断			

二、疾病状态		
疾病状态	分数	若"是"请打"√"
正常营养需求	0	□
骨盆骨折或者慢性病患者合并有以下疾病：肝硬化、慢性阻塞性肺疾病、长期血液透析、糖尿病、肿瘤	1	□
腹部重大手术、脑卒中、重症肺炎、血液系统肿瘤	2	□
颅脑损伤、骨髓抑制、加护病患（APACHE 评分＞10 分）	3	□
合计		

图 2-5

三、营养状态		
疾病状态	分数	若"是"请打"√"
正常营养需求	0	☐
3个月内体重减轻>5%，或最近一个星期进食量（与需要量相比）减少20%～50%	1	☐
2个月内体重减轻>5%，或BMI 18.5～20.5kg/m², 或最近1个星期进食量（与需要量相比）减少50%～75%	2	☐
1个月内体重减轻>5%（或3个月内体重减轻>15%），或BMI<18.5kg/m²（或血清白蛋白<35g/L），或最近1个星期进食量（与需要量相比）减少70%～100%	3	☐
合计		
四、年龄		
<70岁	0	☐
年龄≥70岁加算1分	1	☐
营养风险筛查评估结果：		
营养风险筛查总分		

图 2-5 成人营养风险筛查（NRS-2002）评估表

四、告知书

入院或转科时，护士均需让患者或患者家属签署告知书，如住院患者须知（图 2-6）、压疮风险评估告知书（图 2-7）等，对需要进行约束的患者需签署住院患者保护性约束告知书（图 2-8）。

住院患者须知

姓名：　　　性别：　　　年龄：　　　科别：　　　　　住院号：

尊敬的患者及家属：

　　您好！感谢您选择到我院就医，我们会尽力为您提供优质的医疗服务，并请您对我们的服务随时提出宝贵意见和建议。

　　医院是具有公益性质的机构，担负着为广大患者提供医疗服务的责任，为使您和其他患者及医务人员的合法权益得到保障，维护医院正常诊疗工作秩序，在您住院后，请自觉遵守下列规定：

　　1. 您应向医务人员详尽如实地提供您的健康情况、既往患过的疾病及诊治经过、药物过敏史、近期是否到过传染病疫区等。

　　2. 就诊时应当使用真实姓名，如果不使用真实姓名，您就放弃了真实姓名的权益，将由您自行承担由此引发的不良后果。

　　3. 根据法律规定，在医疗活动中如需要进行特殊检查、特殊治疗、手术、实验性医疗等情况时，应当由您或您的代理人签署同意书。请您慎重考虑，认真签署知情同意书等规范文书。这些文书一经双方自愿签署，就具有了相应法律效应。

　　4. 您应遵从医师的医嘱并配合治疗，按时足额缴纳医药费用。

　　5. 当您身体出现不适情况及生活需要护士帮助时，请随时使用床头呼叫器呼叫医务人员，我们将及时为您提供医疗、护理服务。

　　6. 查房治疗期间请您不要离开病房，家属必须 24 小时陪护患者，未经医师同意请不要擅自离院及外宿，离开病区请勿擅自进入我院在建工地、未开建区域、未开放区域，不听劝阻产生的一切不良后果由患者及家属承担。

　　7. 鉴于您属于□儿童、□老年人、□孕妇、□行动不便者、□残疾等患者，护士已对您进行了防跌倒健康教育，您已理解并知晓。

　　8. 住院期间未经主管医师及医院同意不得到院外就医、购买及私自采取其他治疗手段。

　　9. 严禁在病区、病室内吸烟和使用电炉、酒精炉、煤油炉，不能在病室内玩扑克、大声喧哗及从事其他娱乐活动。

　　10. 患者的现金、证件等贵重物品，请自行妥善保管或请家属带回保管。

　　11. 我院是公共医疗服务场所，根据相关消防建筑的禁止性规定，医院病区、诊区房屋不允许安装铁栏杆或防盗网，如因此情况发生的人员坠楼事故，我院不承担法律责任。

　　12. 您在发生医疗纠纷时应保持理智、冷静，按照法律法规程序处理，可与医院协商解决或申请卫生行政部门调解，或向医学会申请鉴定，或向人民法院提起诉讼，但绝不能扰乱正常医疗秩序，更不能打骂医务人员和损坏医院公共设施和财务。若家属对死因有异议，可向医院医疗事故调解办申请尸体解剖。（常温下 48 小时，冰冻条件下 7 天）。

　　13. 我院提供住院费用电子查询服务，同时提供每日清单，如有需要可到所在科室护士站申请打印。

图 2-6

14. 由于监护人失职所造成的老年人、婴幼儿及无行为能力患者跌倒、坠床、丢失等非医疗损害者，患者监护人承担全部责任。

15. 保持病房内外整洁、安静，陪客、探视者不得坐或睡在患者床上。请不要在挂杆外等公共区域或者院内空旷地带晾晒衣服。

16. 我院住院部大楼实行门禁系统管理，门禁时间07：30～12：00，期间谢绝探视，探视时间为12：00～21：00。为保护儿童健康，请尽量不带小孩进入病房，以免院内感染。陪客实行陪客证管理，由主治医生开医嘱，护士长发放陪客证。

17. 医务人员廉洁行医，不接受患者及其家属的红包、礼品，请您和您的家属不要向医务人员送"红包"、礼品，共创廉洁和谐的医疗环境。

违反上述规定引发的一切后果，需由您自行承担责任。

感谢您及家人对我们工作的支持与合作。祝您早日康复！

以上须知内容，我及家属已看清楚并理解。

患者/法定监护人/委托代理人签名：　　　　　　　日期：　　年　月　日　时　分

医务人员签名：　　　　　　　　　　　　　　　日期：　　年　月　日　时　分

图 2-6　住院患者须知

压疮风险评估告知

姓名：　　　性别：　　　年龄：　　　科别：　　　床号：　　　住院号：

尊敬的患者及家属：

压疮是身体局部组织长时间受压，血液循环障碍，局部持续缺血、缺氧、营养不良致使皮肤失去正常功能而引起的组织破损和坏死。压疮的好发部位一般为骨突处，如骶尾部、坐骨结节、股骨大转子、足跟部、枕部等。压疮一旦发生，不仅会增加患者的痛苦、延长病程，甚至危及生命，同时也会加重经济负担，因此，预防压疮显得尤为重要。为有效预防压疮，除了护理人员努力采取防范措施外，也请家属及陪护人员积极配合。

医务人员落实以下护理措施：

1. 保持床铺和衣裤清洁、干燥、舒适，污染后及时更换。

2. 保持皮肤清洁、干燥，及时用温水进行清洗，促进血液循环。

3. 定时协助翻身，转换体位，禁止对受压部位进行按压，翻身时动作要轻柔，避免推、拖、拉、拽等动作，防止擦伤皮肤。

4. 骨突部位局部可使用保护性敷料，禁止使用气圈或硬质物品。

5. 禁卧硬板床，应卧气垫床或加厚海绵床垫。

6. 加强大、小便失禁的管理，保持局部清洁、干燥，禁止使用碱性清洁剂。

7. 卧床患者使用便盆时应抬高臀部，并注意不让皮肤直接接触便盆（可使用便盆套或软毛巾覆盖），防止局部皮肤擦伤。

8. 加强营养，增强机体抵抗力。

我已知悉以上内容，明白压疮的危害性，并愿意配合工作，如因疾病因素或患者及家属拒绝护理措施实施所导致的压疮，由本人自行承担，本人认可医院不承担该责任。

患者或家属签名：_____ 与患者关系：_____ 签名日期：_____

护士签名：_____ 日期时间：_____

图 2-7　压疮风险评估告知

住院患者保护性约束告知

姓名：　　　性别：　　　年龄：　　　科别：　　　床号：　　　住院号：

诊断：

采取保护性约束措施的目的：

因病情原因在治疗、护理上需实施保护性约束措施，以确保患者的生命安全及治疗护理的顺利进行。

保护性约束可防止因高热、谵妄、昏迷、躁动、患儿过度活动及危重患者因意识不清而发生坠床、拔管、撞伤、抓伤、伤及他人等意外。

使用保护性约束的注意事项：

根据病情需要，实施保护性约束措施，在约束的过程中，可能导致皮肤破损、四肢血液循环不良、紧张、拒绝等情况，增加患者的不适，操作中：

1. 护士会尽量做到动作轻柔、敏捷，尽量减少患者不适。
2. 家属须 24 小时陪护（监护室除外）。
3. 家属不能随意调节安全约束用具。
4. 患者躁动时不能强行按压四肢，以防引起骨折。
5. 取下患者随身佩戴的饰品及活动假牙，以防自伤。

患者或患者家属签名：_____ 与患者关系：_____ 签名日期：_____

护士签名：_____ 日期：_____

图 2-8　住院患者保护性约束告知

五、特别护理记录单

护理记录应当根据相应专科的护理特点设计模板并书写，切记不可大面积雷同，以简洁、实用为原则。分为表一和表二。

（一）表一

1. 意识 根据患者实际意识状态选择填写。

2. 瞳孔 记录瞳孔大小及对光反射。

3. 体温（T）、脉搏（P）、呼吸（R）、血压（BP）、血氧饱和度 根据实际填写数值，不需要填写数据单位。

4. 吸氧 单位为升/分（L/min）。鼻导管吸氧患者，可根据实际情况在相应栏内填入数值，面罩吸氧患者记录方式为"×面罩"。

5. 气管插管患者，每班记录插管深度；使用呼吸机辅助通气患者，每班记录呼吸机模式及参数 1 次，有更改随时记录。

6. 记录患者痰液的颜色、性质、量。

（二）表二

1. 出入量

（1）入量：口服/鼻饲、静脉输入、肠内营养等。

（2）出量：尿量、引流量、呕吐量、超滤量等。

（3）按医嘱及病情需要，如实填写 24h 总量、每小时尿量。

（4）出入量及大便次数如实规范记录在体温单中。

2. 护理措施

（1）特别护理记录单表格栏所有内容如实规范填写。

（2）特殊用药、病情变化等均应据实记录在护理措施里；每班书写一次交班。

（3）压力性损伤、失禁性皮炎等皮肤问题及处理措施每天动态记录。

（4）Braden 评分≤12 分，每天评估一次并记录措施；12 分＜Braden 评分≤18 分，每三天（72h）评估记录一次。

（5）跌倒危险因素的评估时间点：入院、转入、首次下床活动时、病情变化时、使用跌倒高风险药物时、住院时间超过 30 天。Morse 评分＞45 分应每 7 天评估、记录一次，有病情变化随时评估、记录。

（6）转科患者转出及转入科室须做好护理记录的书写。

（7）带管（包括气管切开管）、各种造口患者出院时，均需书写出院指导。

（8）心肺复苏时记录的生命体征应为患者自身的生命体征，暂停按压，进行判断。至少每 15min 记录一次。

（9）"遵医嘱""贫血貌"等主观描述尽量不书写。

第五节　新入患者收治流程

一、操作要点

（一）护士准备

接收通知收治新入患者，及时询问了解患者基本情况：导管、皮肤情况，有无特殊药物，给氧方式等。

（二）用物准备

根据患者情况备床（暂空床、中单、护理垫、翻身枕、病号服、约束设备等）、心电监护设备、微量泵、呼吸机、吸痰装置、吸氧装置以及适当抢救用品（插管工具：气管插管导管、喉镜、简易球囊等）。

（三）患者处置流程

1. 患者抵达病室，双人核对信息，接收病历，了解简要病史。将患者安置妥善，通知医生，家属于病室外等候。

2. 连接心电监护，监测生命体征，设置报警限。

3. 吸氧方式：连接吸氧装置或者呼吸机，保持呼吸道通畅。

4. 判断患者意识，评估瞳孔大小、是否对称以及对光反射情况；评估是否需要及时约束。

5. 确认是否携带导管，确认导管种类、深度、通畅性；观察引流液颜色、性质、量，及时记录、清空，做好标记，妥善固定引流管。

6. 确认是否携带药品，药品的名称、输注方式等；判断输液通畅性、穿刺点周围皮肤情况，必要时开通第二条静脉通路。

7. 翻身查体，更换病号服，清点患者剩余物品，对于贵重物品进行特殊交接，非必要一律返还给家属。

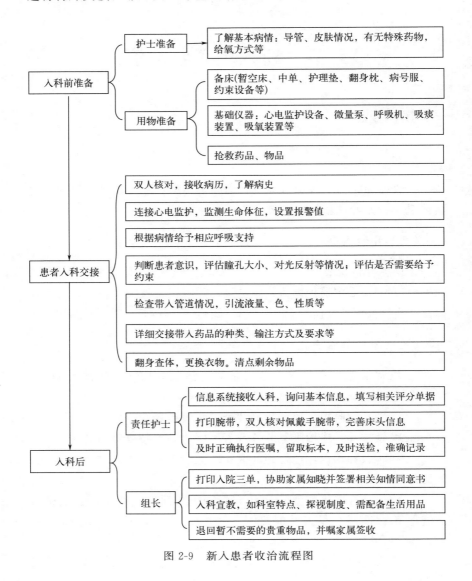

图 2-9　新入患者收治流程图

8. 信息系统接收入科，完善相关记录。

9. 打印腕带，双人核对佩戴手腕带，完善床头信息。

10. 向家属做好入科宣教，签署相应告知单。

11. 责任护士及时正确执行医嘱，留取各种标本，及时送检。

图 2-9 为新入患者收治流程图。

二、注意事项

1. 做好接收前准备工作，如药品、仪器、抢救用物、人员及环境等。

2. 紧急情况下，应先积极抢救，待病情稳定后，再进行交接。

3. 对于患者特殊、贵重物品，与家属做好交接。

第六节　重症患者床头交接流程

一、操作要点

（一）接班前准备

接班者提前 15min 到岗，核对本班医嘱，查看重点交班内容。

（二）交接班具体流程

1. 床旁核对患者基本信息、手腕带，了解简要病史、本班病情变化、其他重点交班内容。

2. 查看患者意识、瞳孔、重点药物、生命体征、仪器报警、机器运行等情况。

3. 查看患者各项导管情况，留置时间、深度，判断是否通畅，查看有效期。

4. 患者吸氧方式，对应参数，湿化情况，物品有效期。

5. 患者静脉穿刺部位是否清洁干燥，输液的通畅性、输液速度以及剩余液体情况。

6. 患者安全问题：评估自主配合能力，是否约束到位，约束部位血运情况；查看是否使用药物镇静，评估镇静效果。

7. 患者皮肤完整情况：易受压部位应重点关注并查看；双方交接有疑问，拍照存底，做好记录。

8. 患者饮食情况：是否自主进食，询问进食量；鼻饲患者询问胃残余量监测情况，营养液日喂养目标及剩余喂养目标。

9. 特殊交班：特殊物品、特殊要求重点交接。

10. 信息系统遗留问题：对于未执行的医嘱应沟通清楚原因。

二、注意事项

1. 交班者应主动交班，对于患者病情如实有效交接清楚，对于医生嘱托关注点交接明白。

2. 接班者仔细查看患者，有疑问时应及时提出，交班者不确定时应找寻医生再次核对后再交班。

3. 对于患者特殊、贵重物品交接时，床旁应核对清楚。

4. 关注患者饮食状况。未按时进食，应进行重点交接，沟通清楚原因，必要时联系家属，及时送餐或退餐。

5. 交接清楚患者心理状况，及时给予干预措施。

6. 明确交接责任。交班时发现问题，由交班者负责；接班后发现问题，由接班者负责。

第七节　重症患者外出检查流程

一、操作要点

（一）外出准备

1. 医生开具检查医嘱，护士接收预约单。

2. 护士致电外勤人员预约检查。

3. 向清醒患者解释外出检查目的，说明操作过程以及注意事项，做好心理护理。

4. 通知家属做好陪检准备。

（二）患者准备

1. 核对患者信息，选择合适出行工具（平车、轮椅）。

2. 根据患者病情，配备合适的储氧装置；机械通气患者，配备、简易呼吸球囊转运呼吸机（保证蓄电完好备用状态）、氧饱和度夹或者多功能监护仪、抢救盒等。

3. 夹闭引流导管，清除剩余量，及时记录，妥善二次固定。

4. 携带外出检查途中必须使用的微量泵泵入药品；保持充足输液量及输液通畅。

5. 外出前清理呼吸道分泌物，保持气道通畅。

（三）外出陪检前

1. 详细记录外出前生命体征。

2. 根据病情组建陪检团队，分工明确。

3. 联系院内专梯运送。

（四）外出陪检中

1. 途中随时关注生命体征，警惕病情变化。

2. 检查时协助摆放检查体位，做好安全防护。

3. 保证管路安全以及通畅性。

（五）外出陪检结束

1. 返回病房，连接心电监护设备，查看生命体征，给予序贯治疗。

2. 妥善固定并查看各项导管情况。

3. 用物分类处理，清洁归位备用。

图 2-10 为重症患者外出检查流程图。

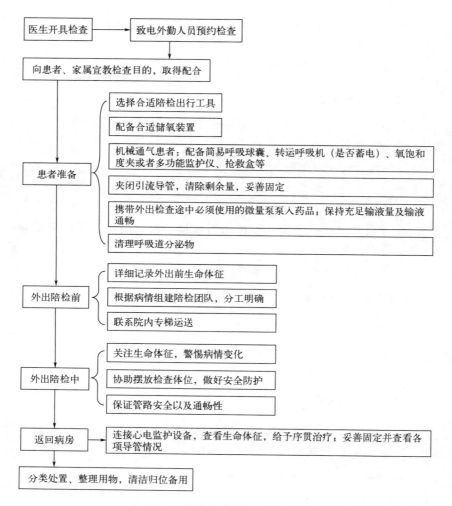

图 2-10　重症患者外出检查流程图

二、注意事项

1. 外出物品准备应充分。

2. 陪检人员熟悉设备，并在确保管道安全、机械通气、复苏和其他可预期的紧急情况等方面有足够的经验。

第八节 重症患者抢救方位

一、5人任务分配

抢救方位如图 2-11 所示。

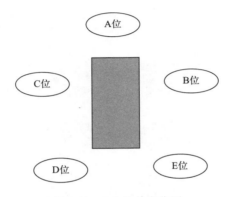

图 2-11　5 人抢救方位图

1. A 位站在患者头部，为组长、高年资护士，主要负责气道管理（开放气道、连接给氧装置、协助插管、连接呼吸机）、头部降温。

2. B 位站在患者左侧，为责任护士，负责静脉通路用药、监测心电监护的数值、实施血气分析。

3. C 位站在患者右侧，为责任护士，负责胸外按压、除颤、评估。

4. D 位站在患者右侧床尾，为低年资护士、规培护士、进修护士，负责建立静脉通路、导尿、记录。

5. E 位站在患者左侧床尾，为护士长，负责协调指挥。

二、4人任务分配

A 位和 E 位由一位护士承担。

三、3 人任务分配

A 位和 E 位由一位护士承担，B 位和 C 位由一位护士承担。

四、2 人任务分配

A 位、D 位和 E 位由一名护士承担，B 位和 C 位由一名护士承担。

第三章

RICU 常见重症护理技术操作规程

第一节　盲插鼻肠管置管技术

一、概述

　　鼻肠管置管技术，是将鼻肠管经鼻腔置入到胃内，通过不同的方法将其前端置入十二指肠或空肠内的技术，用来注入流质饮食、水分和药物，满足患者的治疗和营养需求。盲插鼻肠管置管技术，是在床边单纯凭手法将鼻肠管间接或直接送入十二指肠或空肠上段，该技术侵袭性小，经济方便。

二、适应证及禁忌证

（一）适应证

1. 胃排空障碍导致的高残余胃容量。
2. 胃内喂养不耐受。
3. 食管瘘、胃瘘或者胃肠道严重反流导致高误吸风险等。
4. 重型急性胰腺炎。
5. 重型颅脑损伤。

（二）禁忌证

1. 胃肠道功能衰竭。
2. 肠梗阻。
3. 急腹症。
4. 消化道活动性出血。
5. 肠衰竭。

三、评估

1. 评估患者

（1）预计不能经口进食 3 日以上或者存在营养不良风险。

（2）血流动力学稳定 [平均动脉压（MAP）＞65mmHg，乳酸＜4mmol/L，且血管活性药物逐渐减量至去甲肾上腺素（NE）＜0.2μg/（min·kg)]。

2. 评估胃肠功能

（1）胃肠功能正常或轻度损害（如 AGI≤Ⅰ级），初始 25mL/h 整蛋白肠内营养配方。

（2）胃肠功能中度损害（如 AGI Ⅱ～Ⅲ级），初始 10～15mL/h 预消化肠内营养配方。

（3）胃肠功能重度损害（如 AGI Ⅳ级），暂时不给予肠内营养。

3. 评估肠内营养耐受性

（1）误吸风险高，适宜经鼻肠管给营养液。

（2）耐受评分或胃残余量，每 4～6h 评估 1 次，至少持续 2 次。每日评估肠内营养耐受性，逐渐增量 [目标热量 25～30kal/(kg·d)，蛋白质 1.2～2.0g/(kg·d)]。

四、注意事项

1. 置管前　应与患者和（或）家属沟通，确认已知情同意。

2. 置管过程中

（1）注意观察患者生命体征。

（2）操作动作轻柔，避免反复插管损伤鼻黏膜。

3. 置管后

（1）固定：妥善固定，标识明显。

（2）冲管：肠内营养液输注前后、管饲口服药前后均要用 30mL 温水脉冲式冲管。

（3）留置时间：根据鼻肠管使用说明书建议的导管使用期限更换。

（4）管饲方式：鼻肠管管饲应用肠内营养泵持续输注。

五、盲插鼻肠管的定位技术

1. pH 试纸检测　置管后回抽液体，滴于 pH 试纸。

（1）胃液：为无色、淡黄、稍浑浊；pH 试纸结果＜5（仍留置于胃内，置入不到位）。

（2）肠液：为金黄、黄褐、透亮；pH 试纸结果＞7（可判断置入肠道）。

2. 腹部 X 线（金标准）。

3. 注气听诊法 左上腹（胃腔）→右腹（过幽门）→左下腹（十二指肠或空肠）。

4. 导航仪定位法。

5. 床旁超声定位。

6. 联合美蓝或造影剂。

六、操作流程图

盲插鼻肠管流程图见图 3-1。

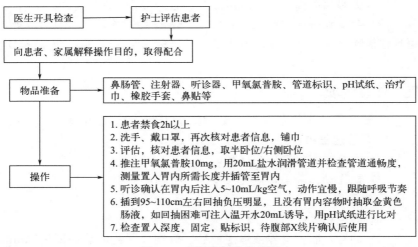

图 3-1 盲插鼻肠管流程图

第二节 气管插管术

一、概述

气管插管术是将一特制的气管内导管通过口腔或鼻腔，经声门置入气管或支气管内的方法，为呼吸道通畅、通气供氧、呼吸道吸引等提供最佳条件，是抢救呼吸功能障碍患者的重要措施。插管时医护娴熟的操作和默契的配合，是插管成功的前提；如何更快更安全地行气管插管，及时地抢救生命，是提高抢救成功率的关键。

二、适应证及禁忌证

（一）适应证

1. 心搏、呼吸骤停者。
2. 不能满足机体的通气和氧气供应需要而需机械通气者。
3. 不能自主清除上呼吸道分泌物，胃内容物反流或出血随时有误吸者。
4. 存在上呼吸道损伤、狭窄、阻塞等影响正常通气者。
5. 中枢性或周围性呼吸衰竭者。

（二）禁忌证

1. 喉头水肿、气道急性炎症、喉头黏膜下血肿、插管创伤引起的严重出血者；除非急救，禁忌气管内插管。
2. 咽喉部烧灼伤、肿瘤或异物存留者。
3. 主动脉瘤压迫气管者，插管易造成动脉瘤损伤出血，为相对禁忌证。
4. 下呼吸道分泌物潴留难以从插管内清除者。
5. 颈椎骨折、脱位者。
6. 呼吸道不全梗阻者有插管适应证，但禁忌快速诱导插管。
7. 有出血性血液病（如血友病、血小板减少性紫癜等）者。
8. 插管损伤易诱发喉头声门或气管黏膜下出血或血肿，继发呼吸道急性梗阻，为相对禁忌证。

三、操作要点及注意事项

（一）插管前准备

1. 患者评估　在进行气管插管术前，需要对患者进行全面的评估，包括呼吸功能、心血管功能、颈部活动度、喉部情况等。

2. 麻醉或镇静　在进行气管插管前，需要给患者进行麻醉或镇静，以减轻不适感和防止躁动，使插管过程顺利进行。

3. 适当的体位　通常情况下，患者需要处于仰卧位，充分暴露声门位置。

4. 口腔护理　在进行气管插管前，需要给患者进行口腔护理，包括清洁口腔和牙齿，以减少感染的风险。

5. 设备准备　准备好必要的设备，包括气管插管、呼吸机、吸痰器、抢救物品等。

6. 沟通和解释　与患者沟通，解释气管插管的过程和可能的不适感，尽量让患者放松。

（二）插管时配合

1. 医护三人配合法　医生位于患者床头操作，一号护士位于患者右侧（由年资相对较深的护士担任），二号护士位于患者左侧。插管用物准备于患者右侧床头旁。插管时，护士应严密监测患者各项生命体征、意识状态及镇静情况，并及时报告医生。

2. 气道的准备及插管中的配合　插管前一号护士及时吸痰，清除口鼻腔分泌物，为插管创造良好的视野条件。二号护士开放气道，插管前面罩连接呼吸机加压给氧，吸入纯氧 2～3min，增加患者体内氧的储备，提高插管过程中患者呼吸停止时的耐受时间。

3. 插管配合

（1）一号护士转递给医生性能良好、大小合适的喉镜，并在一旁协助固定体位，插入喉镜前一号护士协助分开患者口唇，以免插管时造成口唇损伤。并随时做好吸引准备，当有痰液或胃内反流物遮住气管口时立即将其吸出。

（2）在声门暴露不佳时，二号护士用手轻压患者环状软骨处，以便充分暴露声门裂。一号护士给医生转递润滑好的气管导管，配合插管，使导管顺利通过气管，插入到位后，二号护士协助退出管芯，一号护士立即导管内吸痰。

（3）一号护士导管内吸痰结束，二号护士立即经气管导管内给氧或用呼吸机辅助通气。医生听诊两肺呼吸音是否对称，观察胸廓起伏情况，有无上腹部膨胀现象。调整气管导管位置，直至确认导管位置恰当后，一号护士向气囊内打气 5～8mL，并在导管右侧塞入牙垫，用右手固定导管和牙垫，左手固定患者头部，协助医生妥善退出喉镜后，再次确认插管的深度，配合协助二号护士固定导管和牙垫，使用气囊

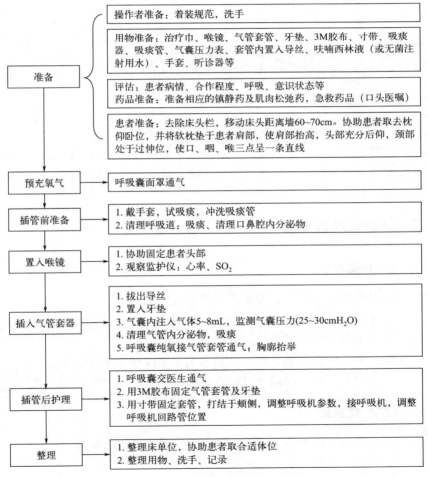

图 3-2　气管插管操作流程图

压监测仪准确地监测气囊压力，气囊压力保持在 $25\sim30cmH_2O$。

（4）若插管不顺利，未成功，立即退出喉镜，二号护士立即使用面罩连接呼吸机辅助通气，使血氧饱和度上升后再次行气管插管。插管过程中密切观察患者血氧饱和度和心电图。

四、操作流程图

气管插管操作流程图见图 3-2。

第三节　气管切开术

一、概述

气管切开术系切开颈段气管，放入金属气管套管和硅胶套管，是解除喉源性呼吸困难、呼吸功能失常或下呼吸道分泌物潴留所致呼吸困难的常见手术。

二、适应证及禁忌证

（一）适应证

1. 急性呼吸衰竭及长期使用机械通气的患者。
2. 上呼吸道梗阻导致气管插管困难的患者。
3. 气道保护性机制受损的患者。
4. 口腔、颌面、咽、喉、头颈部大手术或严重创伤的患者。
5. 为高位颈椎损伤的患者建立气道。

（二）禁忌证

1. 存在潜在的严重并发症，如出血、严重低氧血症等。
2. 低血容量休克、心力衰竭尤其是右心衰竭等血流动力学不稳定者。

3. 颅内压增高（颅内压＞15mmHg）。

4. 未经治疗的出血性疾病（血小板＜50×10^9/L、INR＞1.5、APTT＞2）。

三、操作要点

（一）用物准备

1. 治疗车 气管切开包、无菌手套、无菌手术衣、气切导管、换药碗、碘伏、棉球、切口纱布1包、无菌纱布1包、尖刀片、圆刀片、1号或4号无菌线一包、缝合针、利多卡因、盐酸肾上腺素、去甲肾上腺素、镇静镇痛药物（根据患者情况、医生要求准备）等。

2. 给氧及通气装置（呼吸机、简易呼吸囊、适当大小面罩等），急救盒。

3. 护理垫、垫肩、鹅颈灯等。

4. 负压吸引装置及吸痰管。

（二）配合

1. 协助患者仰卧，背部垫护理垫，肩部垫垫肩，头向后仰伸，保持正中位，约束四肢，吸净气道、口腔分泌物，监测生命体征。

2. 协助医生打开气管切开包，取所需用物。

3. 气管切开前协助医生使用镇静镇痛药物，调整灯光角度，术区根据医生需求吸引渗血。

4. 带气管插管的患者根据手术医生要求拔管。拔管前充分吸引气道及口腔分泌物，更换吸痰管，松开固定带及胶布，插管和牙垫先分离开，放空气囊，此时动作一定要慢。配合医生，边退管边吸引，动作宜缓慢，退到气管切开口上方时暂停，配合手术医生准备好插入气管导管后再全部退出。

5. 在气管切开处吸痰，必要时充好气囊，连接呼吸机。

6. 气管切开固定松紧度以容纳一指为宜，特别注意防止导管因牵拉脱出，整理床单位及用物。

7. 清点气管切开包器械数目，冲洗打包，送供应室消毒。

注意：气管切开的整个过程，配合者应密切观察患者面部及心电监护仪的情况，有异常及时报告医生。

四、操作流程图

气管切开操作流程图见图 3-3。

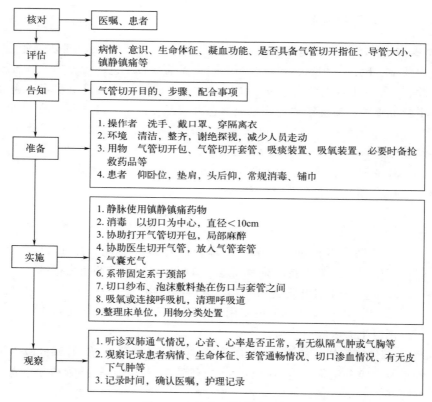

图 3-3　气管切开操作流程图

五、护理要点及注意事项

1. 出血的观察与护理　经常巡视，重点观察患者伤口出血情况。气管切开术后，伤口及套管内有少许血性物是正常的，一旦观察到伤口及气管套管内不断地渗血，应及时报告医生，按气管切开术重新打开伤口，结扎出血部位，防止血液流入气管引起窒息。

2. 皮下气肿的观察与护理　　皮下气肿是气管切开术后较常发生的并发症，多是因手术的处理不当或患者剧烈咳嗽所致。一般发生于颈部及胸部，严重的可蔓延至头部、外阴和四肢。临床中注意仔细观察，并做好记录。皮下气肿的范围、有无发展趋势等都要记录清楚。轻度皮下气肿一般24h内停止发展，3～5天可自行吸收消退。严重皮下气肿大约2周才自行吸收。护士发现患者出现皮下气肿，应及时报告医生，协助患者做胸部透视，排除纵隔气肿、气胸的可能。还要注意随时防止因皮下气肿而发生脱管。当皮下气肿逐渐吸收时，及时调整好管系带，防止因脱管发生窒息。

3. 伤口感染的观察与护理　　伤口感染是气管切开术后最常见的并发症之一，它可引起局部组织的破坏，也可引起大血管溃破出现大出血，甚至还可引起下呼吸道感染而造成患者死亡。术后加强抗感染治疗，经常保持伤口清洁，是防止伤口感染的主要措施。临床护理中要做好以下几点：

（1）遵医嘱给强有力的抗生素静脉输注，预防和控制感染。

（2）每日晨更换气切导管外的切口纱布，被痰液污染时随时更换，换时严格无菌操作，并仔细观察伤口情况。

（3）保持气管切开护理包的清洁干燥和无菌状态。

（4）保持吸引无菌操作，及时更换吸引管，吸引用的无菌水定期更换，一旦被污染随时更换。

4. 内套管堵塞的观察与护理　　行气管切开术后，气管造瘘口是患者呼吸的唯一通道，保持气切导管通畅是术后护理的关键环节。

（1）注意观察患者呼吸情况，经常倾听患者的呼吸音，发现异常及时处理。

（2）术后1周内，套管刺激、伤口疼痛、剧咳都会使气管内分泌物增多，护士在术后1周内要经常巡视病房，发现痰液及时抽吸，保持气切导管通畅。

（3）术后禁用吗啡、可待因、阿托品等镇咳药或麻醉药。因吗啡、可待因可抑制患者的咳嗽反射，阿托品可使痰液变黏稠形成干结而不易咳出，造成堵管。

（4）每日取出内套管清洗、消毒至少 2 次。分泌物黏稠时，可从内套管内滴入生理盐水或 0.05％的 α-糜蛋白酶溶液，也可雾化吸入，每日 2 次。

5. 脱管的观察与护理　造成脱管的原因很多，如套管大小不合、皮下气肿、护理人员操作不熟不慎、外套管系带过松等都会引起外套管脱落。外套管脱落可直接引起喉梗阻，将危及患者的生命。临床中务必要密切观察脱管征象，及时采取救治措施，保证患者生命安全。

（1）脱管征象：①吸痰时吸引管不能深入外套管远端；②原有急性喉梗阻患者又立即出现呼吸困难、烦躁、出汗、发绀等危象；③置棉花丝于套管口不随呼吸上下飘动；④外套管明显向外移动；等等。

（2）救治措施：护士发现患者脱管，应立即报告医生并协助处理。让患者取仰卧位，试行放入原气管套管，连接氧气保持通气，若不成功，迅速打开气管切开包，拆去伤口缝线，用拉钩对称拉开伤口，在照明及吸引器帮助下撑开原气管切开处，放入合适套管。

6. 纵隔气肿和气胸的观察与护理　纵隔气肿、气胸是气管切开术后最严重的并发症，如果观察处理不及时准确，可在短时间内断送患者的生命。在临床护理观察中，若术后患者出现呼吸困难进行性加重，经检查气切导管通畅、分泌物少、易抽吸，患者又无脑水肿时，应考虑有纵隔气肿或气胸发生的可能。要及时报告医生，协助患者立即做胸部透视和拍摄胸片，尽早明确诊断，同时急请内科、胸外科会诊，争分夺秒抢救患者。

六、气管内套管清洗与消毒

1. 气管内套管宜在流动水下清洗，清洗后的气管套管壁上应无肉眼可见的附着物，对光检查确认通畅。

2. 气管内套管宜清洗、消毒至少每日 2 次，清洗、消毒应按规程执行。

3. 气管内套管消毒灭菌应符合《医疗机构消毒技术规范（WS/T367—2012）》规定。气管内套管消毒方法见表 3-1。

表 3-1　气管内套管消毒方法

消毒方法	适用类型	操作方法	注意事项
高压蒸汽灭菌法	耐湿、耐热的气管套管(如金属气管套管),且有多个配套内套管	1. 操作者戴一次性清洁手套,双手操作取出内套管 2. 将污染的内套管放入专门容器送消毒供应中心统一消毒、灭菌 3. 将灭菌好的内套管送回病区备用	双手操作取出内套管:一手固定气管套管的外套管底板,另一手取出内套管;同时将已经消毒灭菌的备用内套管立即放入外套管内
煮沸消毒法	耐湿、耐热的气管套管(如金属气管套管)	1. 操作者戴一次性清洁手套,双手操作取出内套管 2. 将内套管放入专用耐热容器内,煮沸 3~5min,使痰液凝结,便于刷洗 3. 用专用刷子在流动水下清洗内套管内外壁,并对光检查,确认内套管清洁且无痰液附着 4. 刷洗干净的内套管应再次放入干净水中,煮沸时间≥15min 5. 消毒好的内套管干燥、冷却后立即放回外套管内	煮沸时间应从水沸后开始计时;高海拔地区应适当延长煮沸时间
浸泡消毒法	各种材质的气管套管	1. 操作者戴一次性清洁手套,双手操作取出内套管 2. 先用多酶稀释液浸泡 3~5min,使内套管上附着的有机物被分解,便于刷洗 3. 用专用刷子在流动水下清洗内套管内外壁,并对光检查,确认内套管清洁且无痰液附着 4. 将清洗干净的内套管完全浸没于装有消毒液的容器中,加盖浸泡至规定时间 5. 消毒后用 0.9%氯化钠溶液、灭菌水、蒸馏水或冷开水彻底冲洗干净,干燥后立即放回外套管内	各类消毒液的浸泡时间: ① 3%过氧化氢:≥15min ② 5.5g/L 的邻苯二甲醛:≥5min ③ 75%乙醇:≥30min ④ 含有效氯 200mg/L 的消毒液:≥30min ⑤ 0.2%过氧化氢:≥30min ⑥ 2%戊二醛:≥20min

第四节　密闭式吸痰技术

一、概述

1. 吸痰　是利用机械吸引的方法，经口鼻或人工气道将呼吸道内分泌物吸出，以保持呼吸道畅通的一种治疗手段。

2. 密闭式吸痰　指不脱开呼吸机和不停止机械通气，吸痰管外套有透明薄膜，整个吸痰过程都在封闭情况下完成，操作者不需要戴手套即可以进行的操作。

3. 密闭式吸痰较开放式吸痰的优势

（1）降低呼吸机相关性肺炎的发生率。

（2）维持有效通气，预防低氧血症。

（3）保证呼吸机持续加湿、加温的连续性。

（4）防止医护人员职业暴露。

（5）对于吸痰频次较多的患者，应用密闭式吸痰管的费用要低于独立吸痰管吸痰的费用，可减少患者的支出，同时节约耗材。

二、吸痰指征及并发症（2022版《AARC临床实践指南：人工气道内吸痰》）

（一）吸痰指征

1. 呼吸音、人工气道中的视觉分泌物以及机械通气波形上的齿纹是气管内吸痰的最佳适应证（证据等级B）。

2. 气道阻力的急剧增加可能是新生儿人工气道吸痰需求的一个指标（证据等级B）。

（二）并发症

并发症包括但不限于心率增加、平均动脉压增加、颅内压增加、

准备	→	1. 评估患者病情、年龄、意识状态、活动能力、心理反应及配合度；氧合状态，呼吸频率和节律，有无呼吸窘迫和发绀，肺部听诊有无痰鸣音，呼吸机使用情况等 2. 向患者及患者家属解释密闭式吸痰操作的目的、方法、注意事项，取得配合 3. 操作者衣帽整洁，洗手，戴口罩、手套 4. 检查操作环境整洁，温度适宜。备齐用物：中心负压吸引装置、无菌密闭式吸痰系统、冲洗装置（无菌生理盐水）、一次性手套等以及其他抢救药品

检查	→	1. 确定人工气道固定及通畅情况：用气囊测压表测量并保证气囊压维持在25~30cmH$_2$O，及时倾倒呼吸机管道中的冷凝水 2. 按呼吸机吸痰增氧键，给予纯氧2min 3. 连接无菌密闭式吸痰系统和负压吸引外连接管，调节负压吸引压力（成人-120~-100mmHg；儿童-100~-80mmHg；婴儿-80~-60mmHg）

操作	→	1. 开放密闭式吸痰系统的阀门，隔着薄膜将吸痰管送入人工气道内（导管内无分泌物关闭负压，导管内有分泌物开放负压） 2. 吸痰管尽量不与气管导管内壁接触，遇阻力后使用负压旋转上提吸引，每次吸引时间≤15s，如分泌物未吸尽，应在充分吸氧后重复操作，观察痰液量及性状 3. 吸痰过程中，密切观察患者生命体征，如出现心率及节律明显异常或呼吸窘迫、血氧饱和度快速下降，应立即停止操作 4. 吸痰后继续给予纯氧吸入2min，待血氧饱和度恢复至正常水平后，根据患者病情，将氧浓度调至合适参数 5. 吸痰完毕，通过吸引阀门冲洗密闭式吸痰管（至少要注入5mL生理盐水），冲洗负压吸引外连接管，使吸引装置处于功能状态 6. 再次测量，保持气囊压在25~30cmH$_2$O 7. 整理床单位，抬高床头，协助患者取舒适卧位 8. 按医疗垃圾分类处理用物 9. 洗手，确认医嘱，并记录

备注	→	1. 送吸痰管时，送管退薄膜，确保管道干燥 2. 吸痰时，缓慢退管，有痰处稍作停留 3. 每次吸痰后，确定吸痰管回拉时，须将管前端黑点超出T型接头之透明部分0.5cm处，以免影响通气和冲洗管道时盐水流向患者端 4. 每次吸痰后，管道拉直勿用力过猛，以免将气体导入薄膜内 5. 每次打开冲洗口时应将管道打折，以免医护人员接触患者飞沫等分泌物，形成交叉感染 6. 冲洗管道时使用脉冲式手法且注意勿用力过猛，以免导致生理盐水冲向患者端

图 3-4 密闭式吸痰技术操作流程图

心律失常、氧饱和度下降（证据等级 B），适当镇静、预给氧和吸痰等缓解策略可降低潜在并发症的发生率和严重程度。

三、操作要点及注意事项

1. 护理过程中要密切观察患者的病情，观察呼吸道是否通畅，以及面色、生命体征的变化等，如发现患者排痰不畅或喉头有痰鸣音，应及时吸痰。

2. 吸痰过程中吸痰管的选择应粗细适宜，不可过粗，特别是为小儿吸痰时（吸痰导管阻塞的气管导管管腔应＜70％）。

3. 吸痰时负压调节应适宜，在进管过程中，不可打开负压，且动作应轻柔，以免损伤呼吸道黏膜。①吸痰压力在成人中应保持在 -200mmHg 以下，在新生儿和儿童中应保持在 -120mmHg 以下。②应尽可能将吸痰压力设置在较低的负压水平，且尽可能有效地清除分泌物。

4. 吸痰前后，应增加氧气的吸入，且每次吸痰时间应小于 15s，以免因吸痰造成患者缺氧。

5. 密闭式吸痰管型号选择

（1）成人吸痰管型号有 12F、14F。

（2）气管插管的型号乘以 2 再减 1 个号（6.5×2＝13，选 12F）。

四、操作流程图

密闭式吸痰技术操作流程图见图 3-4。

第五节　支气管镜检查

一、概述

1. 概念　支气管镜检查是将支气管镜经鼻、口腔、咽喉部插入气管、支气管直接观察其中病变，为呼吸系统疾病的诊断和治疗提供依据的一项重要检查。

2. 用途　在直视下观察病变、进行活检或刷检，钳取异物，吸引或清除阻塞物，并可做支气管灌洗（bronchial lavage，BL）或支气管肺泡灌洗（bronchoalveolar lavage，BAL），行细胞学或液性成分的分析检查，是支气管、肺和胸腔疾病诊断、治疗和抢救不可缺少的手段。

二、适应证及禁忌证

（一）适应证

1. 原因不明的咯血或痰中带血。
2. 局限性肺气肿、阻塞性肺炎或肺不张、呼吸困难。
3. 原因不明的喉返神经麻痹或膈神经麻痹。
4. 诊断不明的支气管、肺部疾病，或弥漫性肺部疾病难以诊断。
5. 机械通气时气道管理。

（二）禁忌证

1. 绝对禁忌证　神志模糊、有出血倾向、低氧血症、急性呼吸性酸中毒、严重心律失常或高血压控制不佳。

2. 相对禁忌证　心肺功能不良、肺动脉高压、哮喘发作、大量咯血、凝血机制异常。

三、操作要点及注意事项

（一）术前

1. 患者准备

（1）向患者讲解检查的目的、意义、安全性及配合检查的有关事项，以便解除顾虑、增强信心、主动配合。签署支气管镜检查知情同意单。

（2）术前2h禁食、禁饮；检查开始前嘱患者排空大小便。

（3）口腔有义齿者应事先取下。

（4）询问有无麻醉药过敏史。

（5）询问患者有无青光眼、前列腺增生等，于术前半小时遵医嘱用药。

2. 用物准备

（1）纤维支气管镜、负压吸引装置、约束带、护理垫、软枕、纸巾、隔离衣及面屏等。

（2）灭菌注射用水500mL、0.9％氯化钠注射液250mL、20mL空针2副、5mL空针2副、石蜡油纱布、集痰器、无菌手套等（根据检查目的，备齐操作中所需用物）。

（3）镇静药物、利多卡因、雾化器等（根据情况准备）。

（二）术中

1. 患者去枕平躺，取仰卧位，头部至肩部下方垫护理垫，准备好纸巾待用，肩部下方垫软枕适当抬高，使头部稍后仰，并对双上肢予以保护性约束。监测生命体征，提高给氧浓度，交代配合注意事项，根据需要提前进行利多卡因雾化。

2. 将支气管镜准备好后交给术者。

3. 当支气管镜到达会厌后，嘱患者用鼻做深呼吸。

4. 如检查中出现支气管镜视野模糊，可根据情况注入少量生理盐水以冲洗镜面分泌物，还原镜面清晰视野。

5. 术中配合

（1）钳检配合

① 将活检钳在闭合的状态下插入活检孔，待活检钳伸出支气管镜前端3mm后，打开活检钳，靠近活检部位，钳口紧贴病变部位后，进行钳夹。用10％福尔马林溶液固定病变组织送病理科。

② 如钳检时偶见大出血，可滴注凝血酶、少量肾上腺素或冰生理盐水收缩血管后再活检，以减少出血。

（2）刷检配合：将毛刷从活检孔中插入气管内的病变部位进行刷检，进行涂片固定、送检。

（3）灌洗配合

① 支气管镜到达指定位置后，连接好负压吸引装置、集痰器、支气管镜，抽取10mL生理盐水，关闭负压，缓慢注入生理盐水，开放负压，配合医生行支气管镜吸引。

② 观察出入量是否一致，患者面色、生命体征情况。

（三） 术后

1. 术后 2h 内禁食、禁饮，避免误吸。

2. 如患者有疼痛嘶哑，应安抚患者，可遵医嘱雾化减轻症状。

3. 术后黏膜受损，咳痰出现少量血丝较为常见，嘱患者不必紧张，受损黏膜会慢慢修复，肺内少量淤血也会自行吸收。但若有持续性咯血，则需密切观察，嘱患者取患侧卧位（黏膜出血侧），遵医嘱处理。

4. 密切观察患者血氧饱和度，根据情况及时调整。

（四） 注意事项

1. 术前应详细了解病史和体格检查。对拟插管的鼻腔做鼻内镜检查；若经口插入，有义齿者应摘下义齿。

2. 详细阅读胸部 X 线片、CT 片，对病变准确定位。

3. 术前必须仔细检查器械各部件，管道、吸引管是否通畅，调节弯曲角度是否灵活，插入部是否光滑，塑料软管有无破损，活检钳是否灵活、锐利，毛刷有无折断，纤维支气管镜接上冷光源后视野是否清晰，纤维支气管镜勿折叠或弯曲。

4. 术前应充分考虑气管导管内径、术后并发症、操作的必要性和操作者的熟练程度。

5. 对老年患者和心血管疾病患者，术前应做心电图检查。

6. 充分的生理指标监测，有呼吸困难、低氧血症表现（ $PaO_2 <$ 70mmHg）者，镜检时应给氧。

7. 调节机械通气参数，保证操作中充分的氧合。

8. 操作者应熟悉并充分准备麻醉药、镇静药。

9. 术后 24～48h 注意观察患者体温、肺部啰音。对已有肺部感染者，术前即应给予抗生素。

10. 机械通气设置：①术前、术中及术后，短时间内应调高呼吸机给氧浓度，给予 100% 的氧浓度，待治疗结束、指脉氧恢复平稳后调回先前设置浓度。②术前应将呼吸机模式优先设置为容量控制通气模式，压力支持通气（PSV）模式常不能保证充分的通气。

四、操作流程图

支气管镜操作流程图见图 3-5。

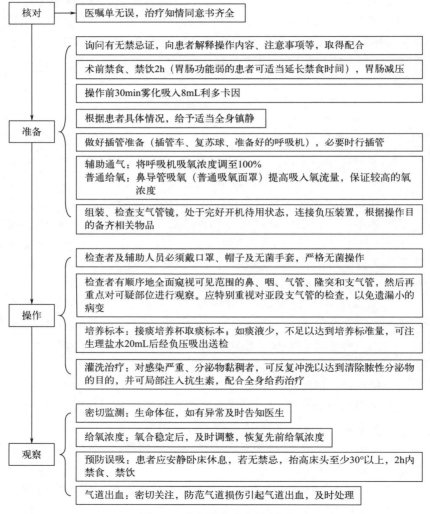

图 3-5　支气管镜操作流程图

第六节　机械通气技术

一、概述

(一) 机械通气的定义

机械通气是指患者自然通气和（或）换气出现障碍时运用器械（主要指呼吸机）使患者恢复有效通气并改善氧合的方法。

(二) 机械通气的目的

1. 纠正急性呼吸性酸中毒。
2. 纠正低氧血症。
3. 降低呼吸功耗，缓解呼吸肌疲劳。
4. 防止肺不张。
5. 为安全使用镇静药和肌肉松弛药提供通气保障。
6. 稳定胸壁。

(三) 呼吸机的分类

呼吸机根据建立负压力差或正压力差（相对于大气压）来实现送气，因此可分为负压呼吸机和正压呼吸机。正压通气技术是目前最常用的呼吸支持手段（与生理呼吸相反），包括有创正压通气和无创正压通气。有创正压通气即通过人工气道（气管插管、气切导管）进行机械通气；无创正压通气即通过口鼻面罩、鼻罩、全脸面罩进行机械通气。

二、适应证

(一) 无创机械通气适应证

1. 慢性阻塞性肺疾病（COPD）急性加重期。
2. 稳定期 COPD。

3. 心源性肺水肿。

4. 免疫功能受损合并呼吸衰竭。

5. 支气管哮喘急性严重发作。

6. 辅助早期撤机拔管。

7. 辅助纤维支气管镜检查。

8. 手术后呼吸衰竭。

9. 肺炎。

10. 急性肺损伤/急性呼吸窘迫综合征（ARDS）。

11. 胸壁畸形或神经肌肉疾病。

12. 胸部创伤。

13. 拒绝气管插管的呼吸衰竭患者。

（二）有创机械通气适应证

1. 通气异常

（1）呼吸肌功能障碍或衰竭。

（2）通气驱动降低。

（3）气道阻力增加和（或）阻塞。

2. 氧合异常

（1）顽固性低氧血症。

（2）需要呼气末气道正压。

（3）呼吸功明显增加。

3. 需要使用镇静药和（或）肌肉松弛药。

4. 需要降低全身或心肌氧耗。

5. 需要适当过度通气降低颅内压。

6. 需要肺复张，防止肺不张。

三、禁忌证

（一）无创机械通气禁忌证

1. 绝对禁忌证

（1）心跳或呼吸停止。

（2）自主呼吸微弱、昏迷。

（3）误吸危险性高及不能清除口咽及上呼吸道分泌物、呼吸道保护能力差。

（4）颈部和面部创伤、烧伤及畸形。

（5）上呼吸道梗阻。

2. 相对禁忌证

（1）合并其他器官功能衰竭。

（2）未引流的气胸。

（3）近期面部、颈部、口腔、咽腔、食管及胃部手术。

（4）严重感染。

（5）明显不合作或极度紧张。

（6）严重低氧血症（$PaO_2 < 45mmHg$）/严重酸中毒（$pH < 7.2$）。

（7）气道分泌物多或排痰障碍。

（二）有创机械通气禁忌证

有创机械通气没有绝对禁忌证，相对禁忌证包括：

1. 有一些特殊疾病或情况，如气胸及纵隔气肿未行引流、肺大疱和肺囊肿、低血容量性休克未补充血容量、严重肺出血、气管食管瘘等。

2. 张力性气胸或气胸。

3. 大咯血或严重误吸引起的窒息性呼吸衰竭。

4. 伴肺大疱的呼吸衰竭。

5. 严重的心力衰竭。

四、呼吸机常见模式及参数设置

（一）呼吸机常见模式

1. 间歇正压通气（IPPV） 是最基本的通气方式。吸气时产生正压，将气体压入肺内，靠身体自身压力呼出气体。

优点：可改善患者的通气和氧合，适用于呼吸停止、通气不足和呼吸功能不全者。用于容量负荷过大心力衰竭患者的呼吸支持时，可减少静脉回心血量。

缺点：可使肺循环阻力增加，右心负荷增加，正压过高可致血压下降。对换气障碍引起的急性呼吸衰竭的疗效不理想，而且如通气压力过高可造成肺压伤。

2. 辅助/控制通气（A/C） 患者有自主呼吸时，机器随呼吸启动，一旦自发呼吸在一定时间内不发生时，机械通气自动由辅助通气转为控制通气。它属于间歇正压通气。

3. 同步间歇指令通气（SIMV） 属于辅助通气方式，呼吸机于一定的间歇时间接收自主呼吸导致气道内负压信号，同步送出气流，间歇进行辅助通气。在此模式下，呼吸机将以设定的体积提供强制（设定）次数的呼吸，同时允许自主呼吸。当气道压力降至呼气末压力（触发器）以下时，会进行自主呼吸。SIMV 的呼吸频率成人一般小于 10 次/分。

优点：①是自主呼吸与控制呼吸的有机结合，有利于呼吸肌锻炼；是撤离呼吸机前常使用的通气方式。②是在有自主呼吸的前提下进行的，只负担部分通气，从而减轻心血管负担，减少气道压力损失。

缺点：SIMV 频率需人工调节，有时会发生低通气量或 CO_2 蓄积，在实施时必须严密观察。

4. 压力支持通气（PSV） 是由患者触发、压力限制、流量切换的一种机械通气模式，即患者触发通气，气道压力达到预设的压力支持水平，当吸气流速降低至某一阈值水平以下时，由吸气切换到呼气。适用于自主呼吸节律正常的患者、自主呼吸力量较强的患者、撤机。

优点：既可作为长期通气支持，也可作为撤机技术应用。人机协调性良好，不易出现气压伤。

缺点：潮气量受患者顺应性及阻力影响。必须由患者自主呼吸触发，呼吸中枢受抑制或不稳定的患者不能使用（后备通气）。

5. 双水平气道内正压（BiPAP） 患者在不同高低的正压水平下自主呼吸，自主呼吸或机械通气时，交替给予两种不同水平的气道正压，即气道压力周期性地在高压力和低压力之间转换，每个压力水平均可独立调节。以两个压力水平之间转换引起的呼吸容量改变来达到机械通气的辅助作用。

优点：患者自主呼吸轻松，做功小，危险性小，几乎适合各种患者。

（二）呼吸机参数设置

1. 潮气量（VT） 6～12mL/kg；ARDS 时 6～8mL/kg；儿童 5～6mL/kg。

2. 呼吸频率（RR） 成年人：12～18 次/分；儿童：16～25 次/分；婴儿：25～35 次/分。调节呼吸频率时要把吸呼比调成 1：2。

3. 每分通气量 每分通气量＝呼吸频率×潮气量，正常成人为 6～9L。

4. 吸入气氧浓度（FiO_2） 能维持理想 PaO_2 的最低 FiO_2。

（1）一般机器氧浓度从 21％～100％可调，一般不宜超过 50％～60％，如超过 60％时间应小于 24h。既要纠正低氧血症，又要防止氧中毒。

（2）目标：以最低的吸氧浓度使动脉血 PaO_2 大于 60mmHg（8.0kPa）。如给氧后发绀不能缓解，可加用 PEEP（呼气末正压）。复苏时可用纯氧。

5. 吸气峰流速 V_{max}45～100L/min，临床应用范围多在 40～80L/min。阻塞性通气障碍宜采用适当低的流速，限制性通气障碍则应采用相对高的流速。

6. 吸呼比（I：E＝Ti：Te） 通常设定在 1：(1.5～2.5)。

（1）阻塞性疾病：延长呼气时间，有利于 CO_2 排出。如 COPD 和哮喘患者 I：E 常小于1：2。

（2）限制性疾病：延长吸气时间，有利于改善氧合。如 ARDS 可适当增大 I：E，甚至采用反比通气。

7. 触发灵敏度

（1）流量触发灵敏度：1～3L/min。流量触发时，呼吸机响应时间＜100ms。

（2）压力触发灵敏度：$-1\sim2cmH_2O$。压力触发时，呼吸机响应患者触发时间要长于流量触发，很难低于 $110\sim120ms$，故一般认为其呼吸功耗大于流量触发。

（3）触发灵敏度的设置原则：在避免假触发的情况下尽可能小。

8. 吸气压力水平

（1）控制压力水平：在压力控制通气（PCV）模式下，需设定吸气压力水平。吸气压力水平的高低取决于患者需要潮气量的大小。

（2）压力支持水平：在应用 PSV 模式时，压力支持水平可通过患者自主呼吸频率和患者所需潮气量来设定。

（3）参照依据：如患者自主呼吸频率和潮气量可维持在 $15\sim25$ 次/分、$6\sim12mL/kg$，那么认为设定的压力水平是恰当的。

9. 呼气末正压（PEEP）

（1）目的：增加肺容积，提高平均气道压力，改善氧合。

（2）原则：应选择最佳呼气末正压，即获得最大氧输送的呼气末正压水平。一般在 $10cmH_2O$ 左右，多数患者使用 $4\sim6cmH_2O$。粉红色泡沫样痰，PEEP 调大 $2\sim14cmH_2O$；慢性阻塞性肺疾病，可根据情况滴定合适的外源性 PEEP。

五、呼吸机管路连接

1. 正确连接电源、气源（包括空气和氧气）。

2. 将加温湿化罐牢固地安放在加温湿化器上，湿化罐内加入无菌蒸馏水（蒸馏水加至黑色水位线即可）。

3. 正确连接呼吸机管路，共需 5 根管道。

（1）第一根管道：连接呼吸机的出气端口与加温湿化罐的侧口。

（2）第二根管道：其一端连接加温湿化罐的中央端口，另一端与第三根管道相连（第二根管道与第三根管道之间以积水瓶相连接）。

（3）第三根管道：一端连接积水瓶，另一端用 Y 型连接管与第四根管道相连。

（4）第四根管道：其一端连接 Y 型管，另一端与第五根管道相连接（第四根管道与第五根管道之间以积水瓶相连接）。

（5）第五根管道：末端连接呼吸机的回路端口。

4. 管道与模拟肺相连，由医生或呼吸治疗师调节模式及参数并运行。

六、呼吸机常见报警的原因及处理

（一）气道高压

1. 原因 患者气道不通畅（呼吸对抗）、气管插管过深致插入右支气管、气管套管滑入皮下、人机对抗、咳嗽、肺顺应性低（肺水肿、肺纤维化）、限制性通气障碍（腹胀、气胸、纵隔气肿、胸腔积液）。

2. 处理 听诊肺部呼吸音是否存在不对称、呼吸音低，是否有痰鸣音；吸痰；拍胸片排除异常情况；检查气管套管位置；检查管道通畅度；适当调整呼吸机同步性；使用递减流速波形；改用 PCV 模式；使用支气管扩张药；使用镇静药。

（二）气道低压

1. 原因 管道漏气、插管滑出、呼吸机参数设置不当。

2. 处理 检查漏气情况；增加峰值流速或改用 PCV 模式；如自主呼吸好，改 PSV 模式；增加潮气量；适当调整报警设置。

（三）低潮气量

1. 原因

（1）低吸气潮气量：潮气量设置过低、报警值设置过高、自主呼吸模式下患者吸气力量较弱、模式设置不当、气量传感器故障。

（2）低呼气潮气量：管道漏气，其余原因同低吸气潮气量的原因。

2. 处理 检查管路以明确是否漏气；如患者吸气力量不足可增加 PSV 压力或改 A/C 模式；根据患者体重设置合适的报警范围；用模拟肺检查呼吸机送气情况；用潮气量表监测送气潮气量以判断呼吸机潮气量传感器是否准确。

（四）低分钟通气量

1. 原因　潮气量设置过低、通气频率设置过低、报警值设置过高、自主呼吸模式下患者通气不足、管道漏气。

2. 处理　排除管道漏气；增加辅助通气参数；设置合适的每分钟通气量；适当调整报警范围。

（五）高分钟通气量

1. 原因　患者紧张烦躁、患者有严重缺氧状况、呼吸机通气参数设置过高、呼吸机误触发导致高通气频率。

2. 处理　排除机器原因可使用镇静药甚至肌肉松弛药以防止患者过度通气；改善患者的氧合，可增加氧浓度或加用 PEEP；合理调整通气参数；如有误触发可降低触发灵敏度，关闭流速触发，检查呼气阀是否漏气。

（六）氧浓度报警

1. 低限报警

（1）原因：氧气供应不足、氧电池耗尽或插入不合适、新更换氧电池未能与充足的氧气接触（一般在 24h 内）、氧浓度低限报警的设置值太高。

（2）处理：给予充足的氧供；及时更换氧电池；在新氧电池使用前，可先接触空气 24h 或接触 100% 纯氧 1h；合理设置低限报警值。

2. 高限报警

（1）原因：压缩空气的压力不足、空气和（或）氧气压力不符合呼吸机的工作压力、氧浓度高限报警的设置值太低。

（2）处理：调整空气、氧气的压力和比例；重新设置高限报警值。

（七）动力报警

1. 电源动力报警

（1）原因：电源中断（如保险丝熔断、电源线脱落、停电等）。

（2）处理：呼吸机以外的电源故障容易发现，可得到及时处理。如为呼吸机内部的电路故障，则应有专门的维修人员进行修理。但此时应注意，当发生上述故障时，均应先使患者脱离呼吸机，然后再行机械的维修。

2. 气源报警

（1）原因：①空气压力不足，如空压泵故障，使空气压力达不到工作压等。②氧源不足，氧压力达不到驱动压，如氧气耗尽，工作压力预入过低等。

（2）处理：均应及时调整压力或更换气源。

（八）呼吸反比

1. 原因 吸气时间过长（送气流速过低、潮气量过大、气道阻力高），呼气时间过短，呼吸频率过高。

2. 处理 增加吸气流速；减少 PCV 模式的吸气时间；改善气道的通畅度；降低呼吸频率；如需要反比通气，可关闭反比通气报警。

（九）窒息

1. 原因 患者自主呼吸过弱、患者出现呼吸暂停、气道漏气。

2. 处理 提高触发灵敏度；增加通气频率；改 A/C 模式；检查气道漏气情况。

（十）呼吸机工作异常

处理：立即脱离患者，改用简易呼吸球囊过渡；用模拟肺检查呼吸机送气情况，可关闭机器再打开，观察故障是否依然存在；可做机器自检以判断故障原因；原则上可能有故障的呼吸机不能给患者使用。

七、操作流程图

机械通气操作流程图见图 3-6。

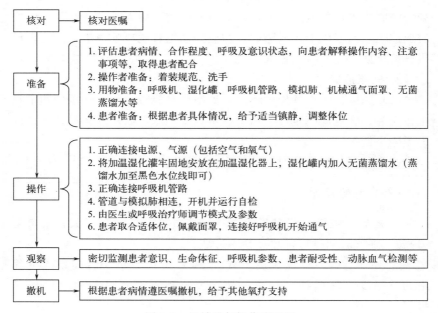

图 3-6　机械通气操作流程图

第七节　气道湿化技术

一、概述

气道湿化（airway humidification）：采用湿化器或各种湿化方式将溶液或水分散成极细微粒，以增加吸入气体温湿度，使气管和肺部能吸入含足够水分的气体，从而达到湿化气道黏膜、稀释痰液、保持黏液纤毛正常运动的方法。

气道湿化方式分为主动湿化和被动湿化，主动湿化包括持续气道湿化和间歇气道湿化。湿化方式的选择应根据病情，活动度，呼吸道功能，痰液的颜色、性状和量等因素综合考虑。术后早期卧床期间可采取持续气道湿化，能下床时可采取间歇气道湿化。被动湿化的主要方式为使用湿热交换器。

1. 持续气道湿化（continuous airway humidification） 采用湿化仪器持续、均匀地向气道注入湿化液，或采用湿化装置以维持上呼吸道的湿化、加温和（或）过滤的方法。

（1）常见方法

① 空气湿化法：通过加湿器或直接加热蒸汽来湿化空气，并且病室要保证湿拖地 2 次/日，室内温度控制在 20～22℃，湿度控制在 60%～70%，以达到空气加湿效果。

② 湿纱布覆盖法：适用于气管切开患者。临床常用灭菌注射用水湿润无菌纱布直接覆盖气管切开导管，但也存在着一定的弊端，此法容易弄湿患者衣领及气管切开处纱布，痰多不注意更换时易增加感染的机会。

（2）持续使用气道套管湿化处理法：是指用套管输液器、输液泵、微泵、镇痛注射泵等装置采用静脉注射或电动输液泵的方式将其连接好后，将套管针头全部剪去，将细管全部放入连接气管的套管内 3～5cm，以 2～6mL/h 的滴速持续缓慢滴入湿化液以保证气道湿化效果。这种方法可以保证湿化液持续、均匀滴入气道，减少气道刺激性，故不易引起呛咳，降低了感染和并发症的发生率。但此法有其弊端：前端置入气管套管内的细管存在固定不牢靠，在患者咳嗽、呛咳时容易掉出体外，增加污染的风险；滴入湿化液的量比较局限，容易形成痰痂阻塞气道。

（3）主动加湿与温控系统：一种由电加热器组成的设备，包括电加热器、金属底座及无菌水储存罐，提供湿化的同时保证温度，可使进入人工气道的气体在到达隆突时接近生理水平的等温饱和界面，即 37℃，相对湿度 100%，绝对湿度 44mg/L。

2. 间歇气道湿化（intermittent airway humidification） 采用湿化仪器或湿化装置间隔一定时间向气道注入湿化液，以维持上呼吸道的湿化、加温和（或）过滤的方法。

3. 湿热交换器（heat and moisture exchanger，HME） 一种通过其内部的特殊材料吸收患者呼出气体的热量和水分，并在吸入气体时释放，从而对吸入气体起到加温、湿化、过滤功能的气道湿化装置，也称人工鼻。

对于每一位接受有创机械通气的患者推荐使用湿化，无创通气患者建议使用主动湿化，可以改善依从性及舒适性。

二、人工气道接呼吸机辅助通气的湿化方式

人工气道接呼吸机辅助通气的湿化方式见表 3-2。

表 3-2　人工气道接呼吸机辅助通气的湿化方式

项目	方式	装置	优点	缺点	适用状态
气管插管（或切开）＋呼吸机	① 人工鼻	人工鼻（过滤器）	拦截患者呼出气体中的水分	痰液多且黏稠的患者不建议使用，因为痰液黏附在过滤膜上，容易发生气道阻塞	短时间使用呼吸机的患者。适用于麻醉科
	② 加温加湿氧疗	MR850 湿化器底座＋带加热导丝的呼吸机管路	温度可视，保证到达患者气道的温湿度	价格偏贵，装置不易获得	所有有创通气的患者

三、人工气道未使用机械通气期间的湿化方式

人工气道未使用机械通气期间的湿化方式见表 3-3。

表 3-3　人工气道未使用机械通气期间的湿化方式

项目	方式	装置	优点	缺点	适用状态
气管插管（切开）脱机状态	① 加温加湿氧疗	湿化底座＋文丘里管＋连接管路	提供相对稳定的温湿度、流量及氧浓度，价格适中，容易获得	管路连接方式较复杂，浪费时间	气管插管（切开）脱机状态最优湿化方式，金属气切导管需连接面罩

项目	方式	装置	优点	缺点	适用状态
气管插管（切开）脱机状态	① 加温加湿氧疗	AIRVO2 高流量氧气湿化治疗仪	灵活调节输送气体的温湿度、流量及氧浓度并进行系统的监测，同时可产生持久的气道正压，改善氧合	价格偏贵，装置不易获得	气管插管（切开）脱机状态的最优湿化方式
	② 滴注式气道湿化	注射器，灭菌注射用水。间接滴注	操作简单	引起刺激性呛咳、呼吸急促，甚至气道黏膜损伤；容易将上呼吸道的细菌带入下呼吸道	单次吸痰
		注射器，灭菌注射用水，微量泵或输液泵，输液装置。持续滴注	可有效湿化气道，减少痰痂形成，降低气管导管堵管率的发生，减少刺激性咳嗽、气道黏膜出血等相关并发症的发生	需要根据患者的痰液黏稠度来调节湿化液的走速；湿化不足容易形成痰痂、气道黏膜出血，湿化过度患者痰液增多、呛咳增多，对护士的资质要求高	气管切开长期带管，无主动湿化装置
	③ 面罩式喷雾瓶气道湿化	雾化面罩，灭菌注射用水	以雾化颗粒的形式进入呼吸道，颗粒小而均匀，对患者呼吸道刺激相对较小，也能确保湿化比较均匀 价格适中，容易获得	没有加温，噪声较大	气管切开非机械通气患者
	④ 无菌纱布覆盖法	无菌纱布，灭菌水	简单方便，成本低	湿化效果差	张口呼吸，患者口腔湿润

第八节　机械通气雾化吸入

一、概述

（一）雾化吸入的概念

将药物以气溶胶、干粉或雾化溶液、混悬液的形式，通过额外气源送气吸入，使药物作用于呼吸道黏膜和（或）肺泡的一种给药方法。

（二）雾化吸入装置的优缺点

1. 喷射雾化器

（1）优点：使用呼吸机专门的雾化接口，不影响呼吸机工作，只在吸气时雾化，不浪费。

（2）缺点：驱动压力小，产生气溶胶直径大，会减少到达下呼吸道的量。

2. 超声雾化器

（1）优点：释雾量大，安静无噪声。

（2）缺点：需要电源（多为交流电源），易发生药物变性，易吸入过量水分，易影响水溶液不同的混悬液浓度。

3. 振动筛孔雾化器

（1）优点：安静无噪声，小巧轻便，可用电池驱动。

（2）缺点：需要电源（电池），耐久性尚未确认，可供选择的设备种类较少。

4. 定量吸入器

（1）优点：外形轻巧，便携，操作简单，价格便宜。

（2）缺点：对使用者呼吸技巧要求高，药物容易沉积在口咽部。

（三）未配备雾化功能呼吸机的雾化器选择

定量吸入器、超声雾化器或振动筛孔雾化器。

（四）使用额外气源驱动的喷射雾化器时的注意事项

1. 需适当下调呼吸机预设的容量或压力。

2. 密切观察患者，如出现触发不良造成通气不足，需更改模式或支持力度，以保证有效通气量。

3. 对于 COPD 患者，尽量采用压缩空气驱动。如采用氧气驱动，需适当下调呼吸机预设吸氧浓度。

二、适应证及禁忌证

（一）适应证

1. 上呼吸道、气管、支气管感染。
2. 肺部感染，如支气管肺炎、肺化脓症等。
3. 支气管哮喘。
4. 湿化气道，祛痰。
5. 支气管麻醉，如支气管术前麻醉。

（二）禁忌证

自发性气胸及肺大疱患者慎用。

三、注意事项

（一）无创正压通气时的雾化吸入注意事项

1. 无创通气患者接受雾化吸入时管路和面罩应尽可能地密闭。

2. 使用带呼吸阀的面罩时，小容量雾化器气溶胶输送较不带呼吸阀面罩效率低，但对压力定量吸入器（pMDI）无明显影响。

3. 雾化器位置对雾化效果有影响，宜置于呼气阀与面罩之间，沉积量优于管路与呼气阀之间。

4. 患者如果不需要持续无创通气时，可以鼓励患者用口含嘴式雾化吸入。

5. 雾化后注意面部清洁，尤其是吸入糖皮质激素后。

（二）有创机械通气时的雾化吸入注意事项

1. 雾化时加热湿化可不必关闭。

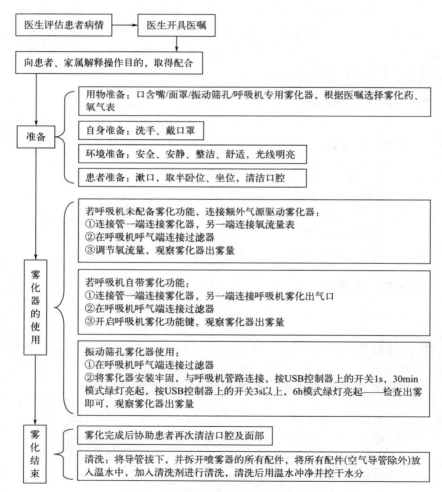

图 3-7　机械通气雾化吸入操作流程图

2. 药物剂量可相对增加。

3. 雾化时避免呼吸机管路打折，避免使用直角弯头。

4. 呼吸机设置：潮气量必须大于呼吸机管路和人工气道容量，成人潮气量≥500mL 即可。

四、操作流程图

机械通气雾化吸入操作流程图见图 3-7。

第九节　中心静脉压监测技术

一、概述

中心静脉压（CVP）是指右心房及上、下腔静脉胸腔段的压力。中心静脉压在一定程度上反映测压当时患者的有效血容量、心功能和血管张力等综合状况。因此，连续监测中心静脉压的改变，可动态地了解血容量的变化及判断心脏对补液的耐受能力，是调节输液治疗的一个重要参考指标。

二、适应证及禁忌证

（一）适应证

1. 急性循环衰竭患者。

2. 需要大量补液、输血时。

3. 拟行大手术的危重患者。

4. 血压正常而伴少尿或无尿时。

（二）禁忌证

1. 穿刺或切开处局部有感染。

2. 凝血机制障碍。

3.有血栓形成。

三、注意事项

1. 测压管零点必须与右心房中部在同一水平，体位变动时应重新调整两者的关系。

2. 导管应保持通畅，否则会影响测压结果。

3. 导管留置一般不超过 5 天，过久易发生静脉炎或感染。

4. 操作时必须严格无菌。

四、操作流程图

中心静脉压监测操作流程图见图 3-8。

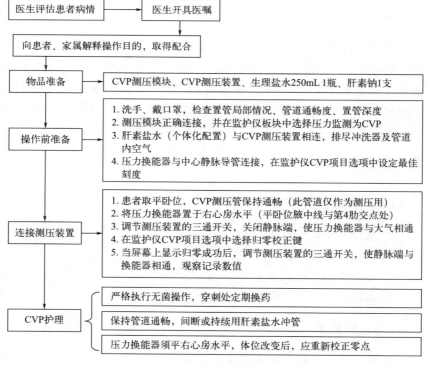

图 3-8　中心静脉压监测操作流程图

第十节 胸腔闭式引流技术

一、概述

胸腔闭式引流是将引流管一端放入胸腔内，而另一端接入比其位置更低的水封瓶内，以便排出气体或收集胸腔内的液体，使得肺组织重新张开而恢复功能。

二、适应证及禁忌证

（一）适应证

1. 气胸，如中等量气胸或张力性气胸。
2. 外伤性中等量血胸。
3. 持续渗出的胸腔积液。
4. 脓胸、支气管胸膜瘘或食管瘘。
5. 开胸术后。
6. 恶性胸腔积液。

（二）禁忌证

1. 有出血倾向、应用抗凝血药、出血时间延长或凝血机制障碍者。
2. 血小板计数小于 $50 \times 10^9 / L$ 者。
3. 体质衰弱、病情危重，难以耐受操作的患者。
4. 皮肤感染患者，如脓皮病或带状疱疹患者。

三、操作要点及注意事项

（一）操作要点

1. 保持胸腔闭式引流的密闭性。
2. 保持引流管通畅，观察引流液颜色、性质、量。

3. 观察外敷料情况。

4. 妥善固定，防止滑脱。

（二）注意事项

1. 保持胸腔积液引流管通畅，需要定时地挤压胸腔引流管，及时排出胸腔引流管内的纤维条索、血块等堵塞管腔的物质。

2. 要观察胸腔引流管水柱波动情况，定期更换胸腔引流瓶的液体，并及时记录引流出的液体量与性质。

3. 要注意胸腔引流管处伤口的护理。如果伤口出现渗水、渗液，则需要及时换药；如果渗水、渗液较多，则需要医生评估处理。

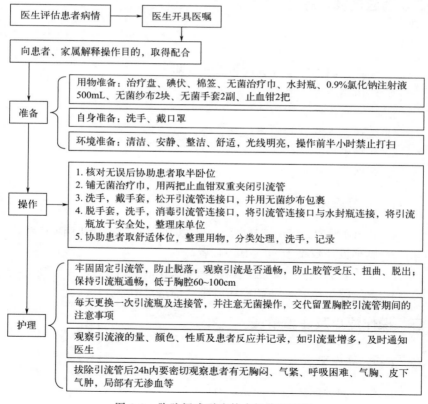

图 3-9　胸腔闭式引流技术操作流程图

4. 妥善固定引流管，翻身活动时注意不要牵拉、折叠，避免管道脱落。

5. 班班交接，每日对患者进行健康宣教。

6. 脱落处理：若引流管从胸腔滑出，应立即用手捏闭伤口皮肤，消毒后用凡士林纱布封闭伤口。

四、操作流程图

胸腔闭式引流技术操作流程图见图 3-9。

第十一节　桡动脉置管技术

一、概述

有创动脉血压监测是将动脉导管置入动脉内，通过与换能器相连直接测量动脉内血压的方法，具有即时、准确等优点，也便于取血进行动脉血气分析等检测，因此在急危重症监护、手术麻醉中得到广泛应用。桡动脉具有位置表浅且固定、方便操作等优点，是最常穿刺置管的动脉。桡动脉置管属于临床中的一种常规操作，在重症监护病房、手术室以及急诊科应用较多。

二、适应证及禁忌证

（一）适应证

1. 各种原因需监测有创血压者。
2. 需反复抽取动脉血标本做血气分析测定者。

（二）禁忌证

桡动脉置管无绝对禁忌证，相对禁忌证包括：
1. 有出血倾向或抗凝、溶栓治疗期间。

2. 血液高凝状态。

3. 局部皮肤感染或破损。

4. Allen 试验阳性。

三、穿刺方法及注意事项

（一）穿刺方法

1. 盲穿法　一般穿刺点取腕横纹上方桡骨茎突旁，此处动脉搏动最明显，且常较平直，便于置管。腕部背伸可使桡动脉更加平直，以背伸 45°左右为宜，角度不宜过大，因过度背伸会减小桡动脉内径，增大穿刺难度。由于穿刺针针芯前端往往略长于套管尖端，当管芯内见回血时，仅代表针芯尖端在血管腔内，而无法确定套管尖端是否在血管腔内。具体穿刺方法可分为两类：直入法和穿透法。

（1）直入法：选择合适的进针角度穿刺，当穿刺针管芯内见回血后尽可能减小进针角度，继续缓慢进针 1～2mm 使套管的锥形头端完全进入血管腔内，仍有回血时将套管缓慢推入至动脉内，拔除针芯，完成置管。

（2）穿透法：选择合适的进针角度穿刺，当穿刺针管芯内见回血时继续进针至无回血，此时代表针尖已穿透血管后壁，然后缓慢回退穿刺针，至重新出现回血时，尽可能减小穿刺角度，将套管缓慢推入至动脉内，拔除针芯，完成置管。

两者最主要区别是直入法的穿刺针不突破血管后壁，而穿透法的穿刺针则刺破两侧血管壁，但是临床上发现穿透法和直入法一样安全。

2. 超声引导法

（1）长轴平面内（long-axis in-plane，LA-IP）法：LA-IP 法使用超声获取动脉长轴显影，应当选取经血管中心的最大切面，穿刺针在超声显影图像平面进针，可显示完整的皮下穿刺针入路，但要准确地在超声成像平面内进针有很大难度。

（2）短轴平面外（short-axis out-of-plane，SA-OOP）法：SA-OOP 法则采集动脉横切面图像，穿刺针在平面外进针，进针后在图像上只显示为一"点"，通过调整穿刺针使"点"出现在动脉管腔内则表示显影平面的针芯在动脉内，但不代表针尖和其他平面的针芯在血管腔内。

（3）显影线辅助定位法：在线阵探头上安装两根辅助定位线，可在超声显像上产生两条并行声影。安置探头使桡动脉于两条声影之间显影，于两条定位线之间进针穿刺，可实现桡动脉准确定位。该方法可提高穿刺点的准确性，避免穿刺点与实际动脉位置偏差过大而置管失败的情况发生，提高穿刺成功率。

（4）动态针尖定位（dynamic needle tip positioning，DNTP）法：使用超声获取桡动脉的短轴平面外视图，穿刺皮肤并进针，直至在超声图像上看到高回声针尖。然后将超声探头沿手臂近心端移动几毫米，针尖从超声图像中消失后，将穿刺针向前推进，直到针尖再次显影。重复几次上述步骤后，针尖在桡动脉腔内显示。减小角度进针，继续重复上述步骤，使针尖始终保持在桡动脉管腔中心，适时退出针芯。整个过程中若针尖位置不当，可适当回退穿刺针后调节进针角度。DNTP的优点是穿刺针针尖在超声实时追踪下顺序推进，有助于确认在推进套管之前针尖和套管前端始终完全位于血管腔内，可很大程度避免临床中桡动脉置管时常出现的可见回血而置管困难的情况。

（二）注意事项

1. 采血前了解患者有无经血传染的疾病，做好保护措施。

2. 严格无菌操作，采血前向患者解释、沟通，消除其紧张心理，取得合作。

3. 选择合适的血管，动作应轻柔，操作熟练。

4. 采用非优势侧手进行穿刺。

5. 不宜反复穿刺，否则易形成血栓、动脉瘤或血肿。

6. 穿刺针推进方向必须与桡动脉走向平行。

7. 穿刺失败或拔管后要有效按压止血，必要时用绷带加压包扎。

四、操作流程图

桡动脉置管技术操作流程图见图 3-10。

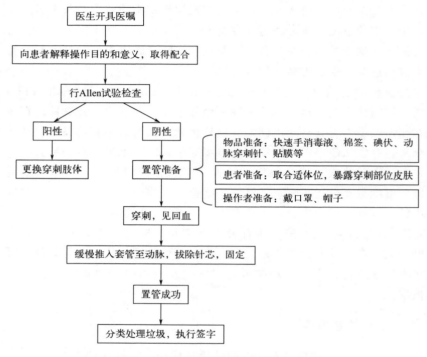

图 3-10　桡动脉置管技术操作流程图

第十二节　有创动脉压监测技术

一、概述

有创血压监测（invasive blood pressure monitoring，IBPM）是

指直接测量血液内的压强。将与压力传感器相连接的导管以穿刺方式置入需监测部位的血管，监测血管内压力变化，并转化为可观察的动态图像和收缩压、舒张压、平均动脉压等数据，通过显示终端进行记录和显示，为医护人员提供治疗和护理的依据。有创动脉压能即时反映患者血流动力学变化，使医生能更加及时调控血压，避免或减少血流动力学波动导致的严重并发症，为患者健康保驾护航。因此有创动脉压监测作为一项基本技术，在疑难手术和急危重症患者手术的麻醉监护中不可或缺。

二、适应证及禁忌证

（一）适应证

1. 休克、重症疾病、进行大手术或有生命危险手术患者的术中和术后监护。
2. 严重心肌梗死和心力衰竭。
3. 低温麻醉和控制性降压。
4. 呼吸衰竭。
5. 存在其他高危情况患者的监护。

（二）禁忌证

1. 穿刺部位或附近皮肤存在感染、破损。
2. 凝血功能障碍。
3. 有血管疾病的患者。
4. 手术部位涉及同一部位。

三、操作要点、注意事项及护理

（一）操作要点

1. 监测部位的选择　进行有创动脉压监测可以选取肱动脉、足背动脉、桡动脉以及股动脉等。通常首选桡动脉进行穿刺，因为桡动脉位置易于触摸定位、利于固定、方便观察和操作，有助于提高穿刺成功率。其次选足背动脉或肱动脉等进行穿刺。

2. 实施穿刺　操作时，一般穿刺针与表皮呈 30°～40°缓慢进针，如果有血液进入至针蒂，说明进针准确。然后把穿刺针下压 15°，缓慢推进 2mm 左右，若此时仍有回血，则将外套管送入，把内针拔出；如仍有回血，表明操作准确，可与测压装置进行连通；如果回血消失，说明内针可能扎穿血管，穿刺失败。

3. 数据监测　连接管注入稀释的肝素液并与压力表相连，肝素液面与患者右心房的高度相同，肝素液面随心动周期而波动，换能器所测压力值为通过压力传感器血管压力转变为电信号而测得的数据。

4. 压力传感器调零校准　监测取值前实施调零操作。转动三通关闭动脉导管端，使传感器与大气连通，点击心电监护屏幕上归零键。待数字归零后，再转动三通开关，关闭排气孔，压力传感器与大气隔绝，完成调零。一般情况下每 4h 进行 1 次调零，如果测压过程中对数值有疑问，也可随时进行调零操作，确保数据采集的准确可靠。

（二）注意事项及护理

1. 防止管道脱落　较为常见的造成脱管的原因是留置针受外力牵拉或穿刺部位渗血。防止管道脱落首先要确保管道的有效固定，穿刺完成后重点做好穿刺针和动脉测压管的固定，可采用交叉固定方式进行固定，并采用 3M 弹力绷带进行外围加固。针对患者躁动行为，可适当采取镇静治疗，或其他方式强制固定腕部。

2. 防止动脉血栓形成　经监测通道采血气标本可能造成血栓发生。因此，在行桡动脉穿刺前应进行 Allen 试验，以判断尺动脉掌浅弓的血流是否充足。努力提高穿刺技术，尽量做到一针见血，或采用床旁超声定位引导穿刺，提高穿刺成功率，避免反复穿刺损伤血管。若血凝块导致管道堵塞，应将血凝块抽出，禁止用力推，如不能抽出，则马上拔出更换。

3. 预防动脉空气栓塞 空气残留的主要原因是对装置进行冲洗时没完全将空气排出，管道系统连接不紧密，以及在更换肝素帽或经管道采集血液标本时有空气进入。残留的空气常存在于三通、各种接头及传感器上。残留的空气可能引起空气栓塞，因空气与液体密度相差很大，不能准确传导压力，会影响测压数的准确。进行护理操作时，所有接头必须紧密接牢，确保开关内不可留存有空气；合理配置开关和延长管，尽可能减少开关和延长管的数量；进行取血或者调零操作后，应对开关处进行快速冲洗；及时更换持续微量泵入的肝素生理盐水。

4. 预防动脉出血 留置管脱落、管路中接头连接处脱落可能造成动脉出血。若患者躁动不予配合时，可实施必要的肢体约束。加强管路固定情况的监测，出现可能造成敷贴脱落的情况时，及时处理和更换敷贴。合理规范操作护理治疗的流程，避免过程中拉扯导管。高龄和肝肾功能不全患者，应加强其穿刺部位的观察，注意渗血、皮肤出血点等情况。

5. 预防血肿 要求患者术后保持安静，尽可能保持所穿刺部位肢体呈伸直的状态。当患者术侧肢体有所活动时，应密切观察，预防导管松动脱落。拔管后按压血管进针点不少于 5min，有需要时可用绷带局部加压包扎，以有效预防血肿。

6. 预防感染 由于导管直接与血管相通，皮肤的屏障作用被破坏。细菌容易通过三通、开关等开放部位侵入并经导管入侵人体，造成感染。因此在治疗和护理过程中应注意以下几点：①必须做到无菌操作；②如有皮肤感染，应每间隔一定时间更换测压部位；③需要持续监测的患者，每 3 天更换一次穿刺部位；④注意监视穿刺部位是否渗血；⑤三通应用无菌巾包好，每 24h 更换 1 次；⑥置管时间不能超过 1 周，病情稳定后，及时拔管。

四、操作流程图

有创动脉压监测技术操作流程图见图 3-11。

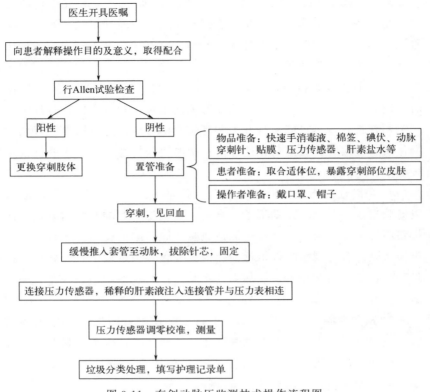

图 3-11　有创动脉压监测技术操作流程图

第十三节　动脉血气标本采集技术

一、概述

　　动脉血气分析（arterial blood gas analysis，ABGA）指标是临床上常用的检测指标之一。获得精准的动脉血气分析指标及 pH 值对各种原因导致的急、危、重症患者的诊断、治疗、抢救等有着重要意义。因此，动脉血气标本的正确采集、保存及送检，对急、危、重症患者来说尤为重要。

采集部位：通常情况下选择采血的部位以方便穿刺、易于触及、有较多的侧支循环、离静脉和神经较远的动脉为主。临床在采集动脉血气标本时一般选择的部位为桡动脉、肱动脉、股动脉、足背动脉。桡动脉是采集血样首选部位之一，操作比较方便、安全。对于 Allen 试验结果为阳性的患者，说明其手掌侧支循环情况并不理想，应选择其他的穿刺部位。

二、适应证及禁忌证

（一）适应证

1. 各种疾病、创伤、手术所导致的呼吸功能障碍。
2. 呼吸衰竭的患者，使用机械辅助呼吸治疗时。
3. 心肺复苏后，对患者的继续监测。

（二）禁忌证

1. 有出血倾向者，穿刺部位皮肤有炎症或股癣等。
2. 动脉炎或血栓形成者。
3. Allen 试验阳性者。

三、操作要点及注意事项

（一）操作前准备

1. 全身评估　评估患者意识、生命体征、病情、年龄、出凝血功能等。

2. 专科评估　评估患者动脉搏动情况，穿刺部位皮肤情况（有无水肿、结节、瘢痕、伤口等）；有无正在进行氧疗。

3. 心理社会支持评估　评估患者的文化水平、社会关系，对血气分析标本采集的认识程度、配合程度、心理状态。

4. 用物准备　无菌治疗盘、常用消毒物品 1 套、血气分析专用穿刺针（含橡胶塞、盖帽）、无菌橡胶医用手套 1 副、无菌小纱块

（或棉签）、体温计、小枕、医嘱及检验条形码、抽血检验单等。

5. 患者准备 取舒适体位，评估手部供血情况（行 Allen 试验）。

6. 环境准备 通风良好，温度、湿度适宜，采光好，符合无菌操作要求。

（二）操作步骤

1. 解释操作目的、注意事项、配合技巧及采血前后注意事项。

2. 充分暴露穿刺部位（如穿刺桡动脉、肱动脉应垫小枕）。

3. 常规消毒皮肤：以动脉搏动最强点为中心，环状由内向外进行消毒，范围直径不少于 5cm。

4. 消毒护士用于绷紧皮肤的食指和中指，取下血气分析专用穿刺针针帽，用已消毒的食指、中指摸清动脉搏动最强点，固定并绷紧皮肤，在搏动最强点处进针。

（1）桡动脉：患者取坐位或仰卧位，手臂外展 45°～60°，以桡骨茎突为基点，向尺侧移动 1.2cm，再向肘的方向移动 0.5cm，垂直快速进针 0.5～1.0cm，或在桡侧腕横肌上 0.5cm，桡动脉上方以 15°～20°角斜刺进针。

（2）股动脉：患者取仰卧位，暴露腹股沟，大腿稍外展外旋，小腿屈曲 90°，在腹股沟韧带中点下方 1cm 处或髂前上棘与耻骨结节体表连线的中点，触及股动脉搏动最强处并垂直进针 2～3cm。

（3）小儿股动脉和成人肱动脉采用 45°角进针，成人足背动脉采用 15°～20°角进针。

5. 见鲜红色动脉血回血后固定针头，动脉血将针栓向上推，采集到 1.5～2mL 血后迅速拔针，压迫穿刺部位时间 5～10min，必要时使用压力绷带包扎穿刺点。严重凝血功能障碍患者应避免动脉穿刺。

6. 刺入胶塞，取下针头，更换针帽，注射器在手掌来回颠倒混匀 5 次，手搓注射器 5s。

（三）操作后注意事项

1. 观察穿刺部位有无血肿。

2. 嘱患者卧床休息 30min 以上，行桡动脉（或肱动脉）穿刺的患者当天穿刺的肢体尽量不提重物。

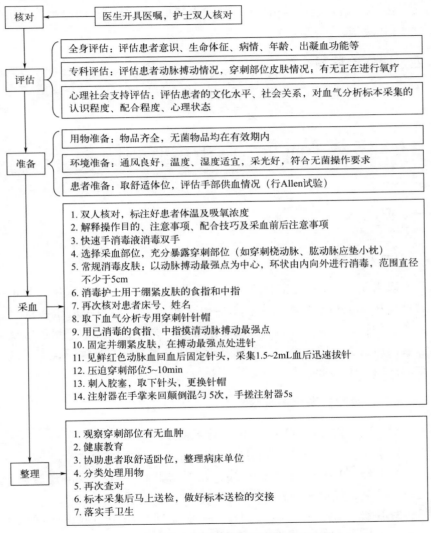

核对 ← 医生开具医嘱，护士双人核对

评估
- 全身评估：评估患者意识、生命体征、病情、年龄、出凝血功能等
- 专科评估：评估患者动脉搏动情况，穿刺部位皮肤情况；有无正在进行氧疗
- 心理社会支持评估：评估患者的文化水平、社会关系，对血气分析标本采集的认识程度、配合程度、心理状态

准备
- 用物准备：物品齐全，无菌物品均在有效期内
- 环境准备：通风良好，温度、湿度适宜，采光好，符合无菌操作要求
- 患者准备：取舒适体位，评估手部供血情况（行Allen试验）

采血
1. 双人核对，标注好患者体温及吸氧浓度
2. 解释操作目的、注意事项、配合技巧及采血前后注意事项
3. 快速手消毒液消毒双手
4. 选择采血部位，充分暴露穿刺部位（如穿刺桡动脉、肱动脉应垫小枕）
5. 常规消毒皮肤：以动脉搏动最强点为中心，环状由内向外进行消毒，范围直径不少于5cm
6. 消毒护士用于绷紧皮肤的食指和中指
7. 再次核对患者床号、姓名
8. 取下血气分析专用穿刺针针帽
9. 用已消毒的食指、中指摸清动脉搏动最强点
10. 固定并绷紧皮肤，在搏动最强点处进针
11. 见鲜红色动脉血回血后固定针头，采集1.5~2mL血后迅速拔针
12. 压迫穿刺部位5~10min
13. 刺入胶塞，取下针头，更换针帽
14. 注射器在手掌来回颠倒混匀5次，手搓注射器5s

整理
1. 观察穿刺部位有无血肿
2. 健康教育
3. 协助患者取舒适卧位，整理病床单位
4. 分类处理用物
5. 再次查对
6. 标本采集后马上送检，做好标本送检的交接
7. 落实手卫生

图 3-12　动脉血气标本采集技术操作流程图

3. 送检及保存：因细胞离体后依旧进行新陈代谢，导致 PaO_2 和 pH 值下降、$PaCO_2$ 上升，会影响检验结果的准确性。所以，PaO_2、$PaCO_2$ 与乳酸送检必须控制在 15min 内，其余项目（如电解质、BUN、血红蛋白、pH 值、红细胞压积、血糖等）的检测，要求在 1h 内完成。

四、操作流程图

动脉血气标本采集技术操作流程图见图 3-12。

第十四节　腹内压监测技术

一、概述

（一）定义

腹内压（IAP）是指腹腔封闭腔隙内稳定状态下的静水压，其正常值<10mmHg，肥胖患者、术后患者相对要高些。腹内压在危重症患者的管理中有着非常重要的临床意义，国外重症监护病房已常规做腹内压监测。国内腹内压监测是近年来发展起来的一项新技术，已被广泛应用于危重症患者的临床诊断与治疗中。

（二）腹腔内高压的分级

根据腹腔内高压（IAH）的严重程度分为四级。

1. Ⅰ级　IAP 12～15mmHg，腹压无需处理。

2. Ⅱ级　IAP 16～20mmHg，要严密监护。若已经出现少尿、无尿、缺氧、气道压升高，则采用不同方式减压。

3. Ⅲ级　IAP 21～25mmHg，一般立即先采用不同方式减压。当减压方法行不通时，应寻求手术减压。

4. Ⅳ级　IAP>25mmHg，需立即减压手术。

（三）腹腔内高压的危险因素

1. 腹壁顺应性降低　见于急性呼吸衰竭，尤其是胸膜腔内压升高；机械通气或 PEEP；腹部手术；大面积外伤或烧伤；俯卧位或抬高床头 30°；高体重指数和向心性肥胖。

2. 胃肠内容物增加　胃轻瘫、肠梗阻、假性结肠梗阻和假膜性结肠炎。

3. 腹腔内容物增多　腹腔积血或积气、腹水或肝功能不全、腹腔内脓肿、腹腔内肿瘤、腹膜后或腹直肌血肿。

4. 炎症反应或毛细血管渗漏或液体潴留　酸中毒、低血压、低体温、大量输血、凝血障碍、大量液体复苏（24h 超过 3.5L）、胰腺炎、少尿或急性肾衰竭、败血症或脓毒血症、菌血症、肺炎、大面积烧伤或创伤、肝移植、腹部暂时关闭术或开腹。

二、适应证及禁忌证

（一）适应证

即常见引起腹腔内高压的原因。

1. 脓毒症　如急性重症胰腺炎、腹膜炎、肠梗阻、肠系膜缺血/坏死、脓毒症且应用 6L 以上的晶体液或胶体液/24h，或 8h 输血制品＞4U。

2. 内脏受压　如大量腹腔积液/腹膜透析；腹膜后/腹壁出血；巨大腹腔肿瘤；腹部手术应用张力缝线后；腹裂脐膨出。

3. 外科手术　如术中液体平衡大于 6L；腹主动脉瘤修补术；巨大切口疝修复。

4. 严重创伤　如休克液体复苏后；损伤控制剖腹术；腹部或非腹部的多发伤液体复苏需 6L 以上的晶体液或胶体液，或 8h 输血制品＞4U；大面积烧伤。

（二）禁忌证

1. 尿路梗阻或断裂。

2. 严重泌尿系统感染。

3. 膀胱外伤、挛缩。

4. 神经性膀胱炎。

三、腹内压监测方法及注意事项

（一）腹内压监测方法

1. 间断膀胱内压监测方法　该方法由 Kron 等首次使用。

（1）导尿管和引流袋之间接两个三通，一端用于注入无菌生理盐水，一端接压力传感器，压力传感器预充好液体排净空气再与三通相连。

（2）测 IAP 时，患者取仰卧位，排空膀胱，旋转三通，只保持注入无菌生理盐水端与尿管相通，注入最大量 25mL 的无菌生理盐水，推注速度<50mL/min，约 18s。30～60s 后保持尿管和压力传感器相通，以腋中线髂峰水平为零点，通过监护仪直接读数，也可以连接测压管，测水柱的高度，将测量的结果转换为 mmHg（1mmHg=1.36cmH_2O）。

2. 持续膀胱内压监测方法

（1）留置 16 号或 18 号双腔气囊导尿管。

（2）导尿管和传感器之间接一个三通，三通一端连接压力传感器，一端连接尿管做持续的 IAP 监测。

（3）IAP 监测需要持续的（通过输液泵）低流量（2～4mL/h）无菌生理盐水注入膀胱。

（二）注意事项

1. 减少人为误差　应进行相关知识培训考核，规范操作流程，准确掌握测量方法，最好由专人动态监测，测量结果与病情不符时，排除影响因素重复测量 2～3 次取平均值。IAP<12mmHg 时，每 8h 监测 1 次；IAP>12mmHg 时，每 4h 监测 1 次。一旦发现 IAP 增高的征象，如患者出现腹胀、腹痛、腹部膨隆等肠道损伤征象，应及时通知医生处理。

2. 排除影响因素　如疼痛、烦躁、咳嗽、呼气末正压、体位、输入过量液体、腹腔粘连、盆腔血肿、骨盆骨折、腹部包块或神经源性膀胱和尿道阻塞等情况。

3. 预防感染　严格无菌操作，防止发生泌尿系统逆行性感染。连续测压患者，每72h更换测压管路及压力套装，每24h更换冲洗用生理盐水，测压尿管装置每7天更换一次。

四、操作流程图

腹内压监测技术（间断膀胱内压监测方法）操作流程图见图3-13。

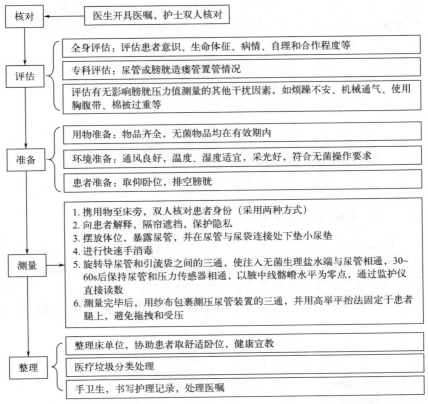

图3-13　腹内压监测技术（间断膀胱内压监测方法）操作流程图

第十五节 PICC 置管及维护技术

一、PICC 置管技术

（一）概述

经外周静脉穿刺的中心静脉导管（PICC）置管技术是指由外周静脉（贵要静脉、肘正中静脉、头静脉）穿刺置管，导管尖端位于上腔静脉的一种中心静脉导管置入技术，该项操作目前可由护士独立完成。PICC 置管技术只需外周穿刺，很大程度减少了置管患者的血管损伤和刺激，能提供稳定的静脉输液通路，且留置时间长，便于家庭自我护理，在临床的应用越来越广泛。

（二）目的

1. 保护外周静脉，预防化学性静脉炎和药物渗漏性损伤。
2. 建立中长期安全静脉输液通道。
3. 减少患者反复静脉穿刺的痛苦。

（三）适应证及禁忌证

1. 适应证

（1）需要长期静脉输液，但外周浅静脉条件差，不易穿刺成功者。

（2）需反复输入刺激性药物，如化疗药物。

（3）长期输入高渗透性或黏稠度较高的药物，如高糖、脂肪乳、氨基酸等。

（4）需要使用压力或加压泵（如输液泵）快速输液者。

（5）需要反复输入血液制品，如全血、血浆、血小板等。

（6）需要每日多次静脉抽血检查者。

2. 禁忌证

（1）患者身体条件不能承受插管操作，如凝血机制障碍者、免疫抑制者慎用。

（2）已知或怀疑患者对导管所含成分过敏者。

（3）既往在预定插管部位有放射治疗史。

（4）既往在预定插管部位有静脉炎和静脉血栓形成史、外伤史、血管外科手术史。

（5）局部组织因素影响导管稳定性或通畅者。

（四）实施要点

1. 评估患者

（1）核对医嘱，签署知情同意书。

（2）评估患者的年龄、病情、过敏史、静脉治疗方案、药物性质、合作程度、肌力、腋窝及锁骨下有无淋巴结肿大或肿块等。

（3）评估穿刺点皮肤、血管情况，穿刺侧有无血栓史、血管手术史、放疗史。

（4）超声评估血管大小、深度，管腔有无狭窄、静脉瓣及分支。

（5）评估患者的 P 波形态及节律情况。

（6）向患者解释，取得患者配合。

2. 操作要点

（1）做好操作者、患者及环境准备。

（2）选择合适静脉：首选贵要静脉，其次肱静脉，避免选择头静脉。

（3）测量定位：测量预穿刺点至右胸锁关节再向下至第 3 肋的总长度。

（4）测量臂围：量肘横纹上 10cm 处双侧臂围。

（5）连接心电监护仪，观察和记录患者的 Ⅱ 导联体表心电图。

（6）以穿刺点为中心消毒皮肤，直径≥20cm。

（7）穿刺者穿无菌隔离衣、戴无菌无粉手套。

（8）建立最大化的无菌屏障。

（9）预充导管及裁剪导管：预充导管及附加装置后，撤出导管导丝比预测量导管长度多 0.5～1cm，在预计长度处垂直裁剪导管，避免剪到导丝。

（10）套无菌探头保护罩，装导针支架。

（11）在 B 超引导下穿刺静脉，见穿刺针尾端持续回血后送入导丝。

（12）2%利多卡因局部浸润麻醉。

（13）扩皮，沿导丝送入置管鞘。

（14）沿置管鞘缓慢匀速送入 PICC 导管，退出置管鞘并撕裂置管鞘，再将导管送至预测量长度。

（15）心电图（ECG）导管尖端定位：最佳位置即右心房与上腔静脉的交界处。

（16）撤出导丝，确定回血和封管。

（17）清洁穿刺点周围皮肤，无张力覆盖无菌敷料。

（18）通过 X 线拍片确定导管尖端位置。

3. 指导患者

（1）向患者及其家属讲解置管的目的、方法、需配合的动作及可能出现的并发症，取得患者配合，确保穿刺时患者的最佳状态。

（2）告知患者定期维护时间，保持局部清洁干燥，不要擅自撕下贴膜。贴膜有卷曲、松动，贴膜下有汗液时，及时请护士更换。

（3）告知患者置有 PICC 一侧手臂可做日常轻体力活动，如刷牙、吃饭、穿衣等，但应避免提 5kg 以上的重物，防止导管内回血堵管。

（4）睡觉时，注意不要压迫穿刺侧肢体。

（5）穿脱衣时，不要将导管脱出。穿衣时应先穿穿刺侧手臂，脱衣时应后脱穿刺侧手臂。

（6）淋浴时需做好防水措施，可用保鲜膜包裹穿刺部位及敷料区域，或使用专用防水袖套。

（五）注意事项

1. PICC 操作应由具有资质的护士进行。

2. 严格执行无菌技术操作原则。

3. 操作者应对血管条件进行全面评估。

4. 穿刺中避免误伤神经和动脉。

5. 扩皮时应一次到位，刀锋应避免切割导丝。

6. 穿刺时引导导丝必须保留 15～20cm 外露，送置管鞘时必须固定导丝，防止导丝误滑入血管。

7. 输入全血、血浆、蛋白等黏稠的液体后，应用无菌生理盐水液体脉冲式冲管，防止管腔堵塞。

8. 可以使用 PICC 导管进行常规加压输液或输液泵给药，但是不能用高压注射泵推注造影剂等（耐高压导管除外）。

9. 严禁使用小于 10mL 管径的注射器冲管，避免导管破裂。

10. 尽量避免在置管侧肢体测量血压。

（六）操作流程图

PICC 置管技术操作流程图见图 3-14。

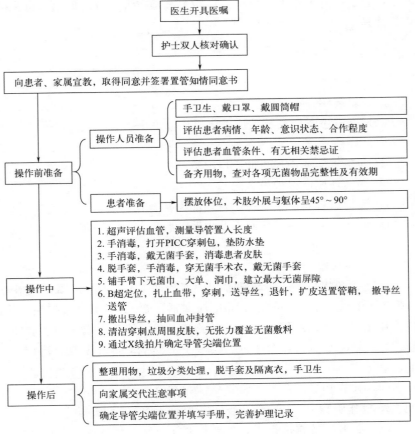

图 3-14　PICC 置管技术操作流程图

二、PICC 维护技术

（一）概述

PICC 具有留置时间长、不易脱出、液体流速不受体位影响等优点，已广泛应用于临床。但如果操作不当不仅加重患者经济负担，而且易引起静脉炎、导管相关血流感染、导管堵塞、导管异位及导管脱出等并发症。国内外研究表明，护士的专业能力水平与 PICC 置管成功率、置管后并发症的发生率密切相关，操作者本身的理论知识及操作技能是 PICC 护理质量的保障。

（二）操作要点

1. 护士准备
（1）着装整齐。

（2）查看患者信息及维护手册。

（3）评估

① 向患者解释操作目的，以取得合作。

② 评估环境，保护患者隐私。

③ 评估患者病情、意识、自理能力及合作程度。

④ 评估输液接头、穿刺点及皮肤、敷料、维护日期。

（4）洗手、戴口罩。

2. 用物准备
（1）备齐物品：中心静脉置管护理套件 1 套、10mL 预充注射器 1 支（或生理盐水 100mL、10mL 注射器 1 副）、输液接头 1 个、酒精棉片 1 包、75％乙醇 1 瓶、无菌棉签 1 包、清洁手套 1 包、胶布 1 卷、垃圾桶 2 个、锐器盒 1 个、尺子 1 个、手消毒液 1 瓶、治疗盘 1 个、笔 1 支。

（2）检查物品、药品包装完整性和有效期。

3. 操作步骤
（1）打开新的输液接头，打开预充注射器并释放压力后连接输液接头，排气备用。

（2）取充分暴露 PICC 穿刺部位的体位。

（3）手消毒，打开换药包，在穿刺肢体下铺治疗巾。

（4）用皮尺测量肘窝（肘横纹）上方 10cm 处臂围（儿童 5cm）。

（5）去除固定输液接头的胶布及纱布。

（6）手消毒。

（7）更换输液接头：①卸下旧输液接头。②手消毒，戴清洁手套。③打开酒精棉片包，用酒精棉片消毒输液接头横截面及侧面，用力多方位擦拭 15s。④连接新的输液接头。

（8）冲洗导管：①抽回血，判断导管的通畅性。②用预充注射器（或抽好 10mL 生理盐水的注射器）以脉冲方式冲洗导管并正压封管。③脱手套，手消毒。

（9）更换透明敷料：①去除透明敷料外胶带。②0°或 180°角自下而上去除原有的透明敷料。③手消毒。④如有胶痕用酒精棉签去除。⑤打开酒精棉棒包，左手向上提起导管，手持酒精棉棒一根，避开穿刺点直径 1cm 处，顺时针去脂、消毒，范围以穿刺点为中心直径 15cm（大于贴膜的面积），再取第二、三根酒精棉棒以同样的方法逆、顺时针消毒皮肤。⑥酒精完全干后，取氯己定棉棒一根，以穿刺点为中心顺时针消毒皮肤及导管，范围以穿刺点为中心直径 15cm（或略小于酒精消毒面积），取第二、三根氯己定棉棒以同样的方法逆、顺时针消毒皮肤及导管，待干。⑦调整导管的位置。⑧手消毒，戴无菌手套。⑨透明敷料以穿刺点为中心无张力粘贴，透明敷料应完全覆盖住翼形装置，胶带横向固定延长管，另一胶带蝶形交叉固定贴膜边缘。⑩脱手套，在记录胶带上标注管道名称、操作者姓名及日期，贴于透明敷料边缘。⑪清洁纱布包裹输液接头，固定。

（10）整理用物。

（11）整理床单位，向患者交代注意事项。

（12）洗手。

（13）填写 PICC 维护执行单及手册。

（三）操作流程图

PICC 维护技术操作流程图见图 3-15。

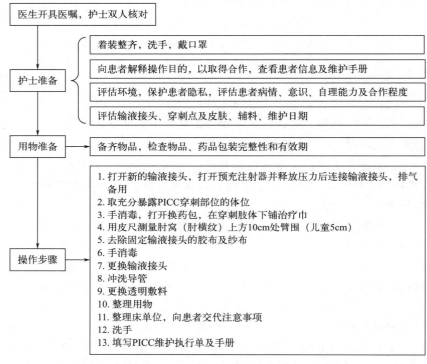

图 3-15　PICC 维护技术操作流程图

第十六节　血液滤过技术

一、概述

1. 血液滤过的原理　血液滤过是模仿人体正常肾小球滤过的方式，以对流来清除血浆中的水分和溶质，而以加入置换液的方式来模拟肾小管的重吸收功能，使患者的血容量不受大量滤出的影响，从而达到血液净化的目的。与血液透析相比，血液滤过具有对血流动力学影响小、中分子物质清除率高等优点。

2. 血液滤过的方法

（1）前稀释置换法：优点是血流阻力小，滤过率稳定，残余血量少和不易形成滤过膜上的蛋白覆盖层，滤器使用时间长。缺点是清除率低，所需置换液用量较大。

（2）后稀释置换法：置换液用量较前稀释置换法少，清除效率较前稀释置换法高，但高凝状态的患者容易导致滤器凝血。

（3）混合稀释法：清除效率较高，滤器不易堵塞，对于红细胞压积高者较实用。

二、适应证及禁忌证

（一）适应证

适合急、慢性肾衰竭患者，特别是伴以下情况者：
1. 常规透析易发生低血压。
2. 顽固性高血压。
3. 常规透析不能控制的体液过多和心力衰竭。
4. 严重继发性甲状旁腺功能亢进。
5. 尿毒症神经病变。
6. 心血管功能不稳定、多脏器衰竭及病情危重。

（二）禁忌证

无绝对禁忌证，但出现如下情况时应慎用：
1. 药物难以纠正的严重休克或低血压。
2. 严重心肌病变导致的心力衰竭。
3. 严重心律失常。
4. 精神障碍不能配合血液净化治疗。

三、血液滤过的操作方法

1. 血滤器及管路的预充　先肝素盐水后生理盐水冲洗，尽量排净滤器及管路内气体，防止气体进入体内，同时避免滤器凝血。

2. 建立血管通路　动、静脉直接穿刺；动静脉内瘘；中心静脉置管，是最常使用的临时性血管通路。部位首选颈内静脉或股静脉；导管可选用双腔或三腔导管。

3. 抗凝剂的选择 抗凝应个体化，首先应考虑患者的安全。

① 患者自身凝血状态异常，凝血指标过长，不需要使用抗凝剂。

② 有活动性出血或近期经受大的手术或创伤，选用枸橼酸抗凝或无抗凝方法。

③ 抗凝效果的监测与临床观察相结合。

4. 设定各种治疗参数 置换液量、前稀释置换法或后稀释置换法、血流量、治疗时间等。

5. 各种体征及监测指标的记录 患者的生命体征、凝血指标、抗凝剂的用量、生化指标、特殊用药等。

6. 治疗中机器的监测

（1）动脉压：为血泵前的压力，由血泵转动后抽吸产生，通常为负压。治疗中应小于 10mmHg，当其低于 200mmHg，应予以干预，与血流量负相关。

（2）静脉压：指血液从滤器流出返回患者静脉血管内的压力，是反映静脉入口通畅与否的重要指标。治疗中应该大于 10mmHg，与血流量正相关。

（3）跨膜压：指滤器半透膜血液侧和透析液侧的压力差。跨膜压是用压力传感器测量静脉压力和透析液压力的方法并经过计算而来的，是半透膜及中空纤维丝侧孔堵塞的重要参数，与废液量正相关，与血流量负相关。

（4）滤器前压：是体外循环压力最高处。与血泵流量、滤器阻力及血管通路静脉端阻力相关。

（5）超滤液侧压：又称废液压。由两部分组成：一是滤器中血流的小部分压力通过超滤液传导产生，为正压；另一部分由超滤液泵产生，为负压。

（6）空气监测：利用体外循环的血液净化方式，都必须在静脉侧设置气泡监测装置，并能自动报警、停血泵和静脉管路夹闭，从而保证治疗安全。

（7）漏血监测：监测废液中是否有血细胞存在，防止滤器意外破膜，导致血细胞流失。

四、常见报警及处理

1. 压力监测报警

（1）动脉压

① 报警原因：动脉管路受压、扭曲；动脉端吸出不畅，血流不足；空气进入动脉管路；患者血压下降，心输出量减少。

② 处理原则：监测动脉管路有无空气进入；如有吸出不畅，排除管路受压、扭曲情况后，针对不同原因做相应处理；监测血压，及时发现和处理低血压；从动脉端输液输血、抽血标本时，严防空气进入。

（2）静脉压

① 静脉压高

a. 报警原因：静脉回路受阻；滤器管路凝血；体位改变；静脉痉挛；近心端静脉有狭窄、血栓形成。

b. 处理原则：检查静脉回路有无受压、扭曲，静脉回路各夹子是否开放；检查动静脉管路与内瘘穿刺针是否接反；移动静脉针位置或调整针头斜面；确认抗凝剂用量是否正确；密切观察静脉壶、静脉滤网、滤器等处的血液颜色、有无血凝块，如有大量血凝块，同时跨膜压升高，应及时更换管路或滤器。

② 静脉压低

a. 报警原因：管路连接不紧密或穿刺处针脱落；动脉管路扭曲、受压、折叠；滤器严重凝血；静脉测压器连接不紧密、滤网堵塞或传感器故障；低血压、滤器破膜等。

b. 处理原则：确认管路各连接处连接紧密、管路无扭曲，静脉压测定正确，穿刺针滑出时立即更换重新穿刺，传感器堵塞立即更换；滤器严重凝血及管路破损时应立即更换；动脉血流不足时先调节穿刺针位置，必要时更换部位重新穿刺；静脉压传感器故障，应及时通知技术人员维修。

（3）跨膜压

① 报警原因：单位时间内超滤量过高或过低；血流量过低，滤器及管路凝血；管路堵塞；压力感受器损坏。

② 处理原则：正确设置患者单位时间内的超滤量，治疗结束前30min 内不宜过多增加超滤量；跨膜压突然升高，应查看滤器血液颜色有无加深改变，如颜色变暗、黑，静脉压力在正常范围内应更换滤器；检查接头连接处有无漏气，管路有无扭曲、折叠；若机器故障，及时请技术人员维修。

（4）滤器前压

① 报警原因：血流量过大；静脉回路堵塞；滤器凝血、堵塞。

② 处理原则：调整合适的血流量；治疗过程中密切观察各压力情况，发现有滤器凝血或堵塞时及时更换；排除静脉回路管路受压、扭曲等情况，保持回路通畅。

（5）超滤液侧压

① 报警原因：滤器破膜；假报警（黄疸或服用利福平）；壶内废液未装满或超滤液浑浊；废液壶表面光洁度不佳，探测器污染。

② 处理原则：更换滤器；用酒精棉球擦拭静脉壶表面及探测器，将废液壶内废液装满或更换管路；采用假的废液壶。

2. 安全性报警

（1）平衡监测报警

① 原因：置换液袋、废液袋悬挂位置不正确；置换液袋、废液袋体积过大，触及机器周围部分；液袋破损引起漏液；滤液袋连接处打结扭曲或夹子未打开。

② 处理原则：调整液袋悬挂的位置；液袋破损及时更换液袋；打开夹子并理顺管道；检查液袋是否有触及机器周围部分，如液袋过大应及时更换。

（2）空气探测器报警

① 原因：大量空气进入血路循环；动脉引血端吸出不畅，血流量差产生大量气泡；血路中有空气形成细小泡附着血路管壁，静脉壶液平面过低；静脉壶、管路与超声探头之间有空隙或探头感应器污染、故障。

② 处理原则：停血泵，及时排出管路内空气。大量空气多从动脉端

吸入，要经常检查各连接部位连接是否紧密，输液时要加强巡视，输注完及时关闭输液夹；动脉端吸出不畅时要调整插管或内瘘针位置；如血中无气泡，重新安装静脉壶和管路，改变探测部位，使静脉壶或管路与空气探测器紧密相连，必要时清洁超声探头；调高静脉壶液平面，一般静脉壶内液面不低于整个静脉壶容量的 2/3，如静脉壶内有小气泡附着，可将静脉壶取下轻轻拍打，让小气泡从血液中析出液面。

（3）漏血报警

① 原因：透析器破膜；透析器质量不合格、透析器重复使用次数过多；漏血感应器被废液污染或发生故障出现假报警；透析液中有空气，除气不良、短时间内超滤量过大。

② 处理原则：如破膜，应立即停血泵、停超滤，更换透析器，必要时用抗生素预防感染；如未见漏血，需观察有无空气进入透析液，排出空气；清洁漏血探测器；如无漏血也无空气或气泡，漏血报警无法消除，则应暂停透析，冲洗机器，如探测器故障，请专业人员维修；单位时间内超滤量要适中，不可过多，不可超过跨膜压极限；选用质量好的透析器。

（4）温度报警：透析机是使用加热器给透析液加温，通过温度传感器来控制温度保持恒温。透析液的温度设置一般为 35～38℃。温度过低会影响患者内瘘血流量及透析效果；温度过高，如超过 43℃可致发生溶血。

① 原因：多是人为设置温度不当或加热器故障导致。

② 处理原则：及时排查原因，合理设置温度或联系工程师维修。

3. 技术报警　如遇到技术报警，及时通知工程师来检修。

五、并发症处理

1. 致热原反应和败血症　其预防措施包括：①定期检测反渗水、透析液及置换液的细菌和内毒素；②定期更换内毒素过滤器；③置换液配制过程无菌操作；④使用前必须严格检查置换液、血滤器及管道的包装与有效使用日期，检查置换液的颜色与透明度；⑤出现发热者，应同时做血液和置换液细菌培养及置换液内毒素检测；⑥必要时行抗生素治疗。

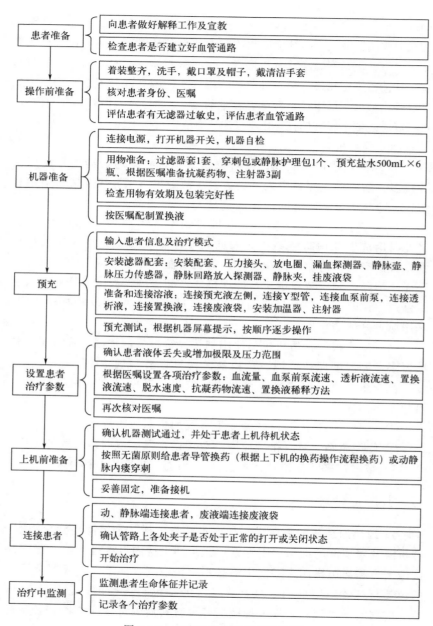

图 3-16　血液滤过上机操作流程图

2. 耗减综合征　发生于长期行血液滤过治疗的患者。由于血液滤过可以滤出大分子的物质，造成了大量的氨基酸和蛋白质成分的丢失，建议增加饮食中蛋白质的摄入。

3. 远期并发症　微量元素慢性中毒，应注意置换液中各种元素的含量，特别是微量元素应控制在允许范围内。

六、血液滤过上机及下机操作流程图

血液滤过上机操作流程图见图 3-16，血液滤过下机操作流程图见图 3-17。

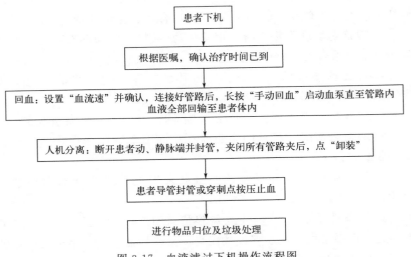

图 3-17　血液滤过下机操作流程图

第十七节　血浆置换技术

一、概念

血浆置换技术是一种用来清除血液中大分子物质的血液净化疗

法。其基本过程是将患者血液经血泵引出，经过血浆分离器，分离血浆和细胞成分，去除致病血浆或选择性地去除血浆中的某些致病因子，然后将细胞成分、净化后的血浆及所需补充的置换液输回体内。

二、适应证及禁忌证

（一）适应证

1. 神经系统疾病　重症肌无力、多发性硬化、慢性炎症性脱髓鞘性多发性神经病等。

2. 肾脏系统　狼疮性肾炎、抗肾小球基底膜病、新月体肾炎、局灶节段性肾小球硬化、肺出血-肾炎综合征、免疫性肾病等。

3. 重症药物或毒物中毒　化学药物/毒物、生物毒素、高脂溶性且易与蛋白结合的药物中毒。

4. 器官移植排斥　心脏、肾脏移植排斥反应，移植后超敏反应等。

5. 皮肤病　银屑病、大疱性类天疱疮、中毒性表皮坏死松解症。

6. 心血管疾病　严重的高脂血症、周围动脉闭塞性疾病、扩张型心肌病等。

7. 肝脏疾病　重症肝炎、严重肝衰竭尤其是合并高胆红素血症等。

8. 风湿性疾病　系统性红斑狼疮（SLE）、进行性类风湿关节炎、进行性系统性硬化、多发性肌炎、系统性血管炎、韦格纳肉芽肿病、混合性结缔组织病等。

9. 血液系统疾病　特发性血小板减少性紫癜、血栓性血小板减少性紫癜、母儿妊娠期溶血病、冷球蛋白血症、巨球蛋白血症、血友病等。

10. 其他疾病　肝豆状核变性、新生儿狼疮性心脏病、甲状腺危象、脓毒血症致多脏器功能衰竭等。

（二）禁忌证

1. 对血浆分离器、血浆、人血白蛋白、肝素等有严重过敏史。

2. 严重活动性出血或弥散性血管内凝血（DIC）。

3. 颅内出血或重度脑水肿伴有脑疝。

4. 药物难以纠正的全身循环衰竭。

5. 非稳定期的心肌梗死、脑梗死。

6. 存在精神障碍而不能很好配合治疗者。

三、操作要点及注意事项

（一）操作要点

1. 洗手，戴口罩，戴清洁手套，遵医嘱备齐用物。

2. 核对患者姓名，核对血浆分离器的型号及有效期，核对置换液及置换方式。

3. 开机自检，按照机器说明书要求进行管路连接，预充管路及血浆分离器。

4. 遵医嘱设置血浆置换参数、报警参数，如血浆置换目标量、各个泵的流速或血浆分离流量与血流量比率、弃浆量和分离血浆比率等。

5. 血浆置换治疗开始时，全血流速宜慢，观察 2～5min，无反应后再以正常速度运行。通常血浆分离器的血流速度为 100～150mL/min。

6. 密切观察患者生命体征和机器运行情况（包括全血流速、血浆流速、动脉压、静脉压、跨膜压变化等）。

7. 血浆置换量达到目标量后回血，观察患者的生命体征，记录病情变化及血浆置换治疗参数和结果。

（二）注意事项

1. 置换液的加温：血浆置换治疗中患者需输入大量液体，应加温后输入。

2. 血浆置换治疗开始时，全血流速宜慢，观察 2～5min，血流速度从 50mL/min 逐渐改为 100～150mL/min，其间严密观察有无寒战、低血压、出血、消化道症状、变态反应等，无反应后再以正常速度运行。

3. 密切观察机器运行情况，包括全血流速、血浆流速、动脉压、静脉压、跨膜压变化等。

4. 在治疗中应严密观察患者的意识状态，监测生命体征，每30min 监测一次生命体征，发现问题及时处理。

5. 治疗后嘱患者卧床休息，观察穿刺部位有无渗血、血肿等。

四、操作流程图

血浆置换技术操作流程图见图 3-18。

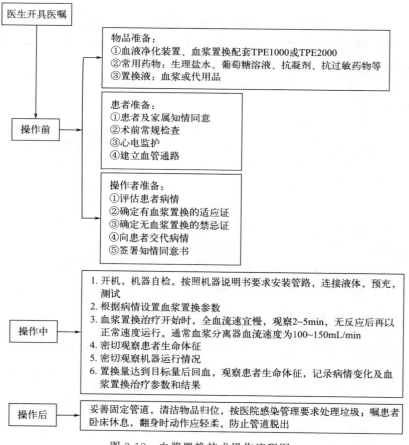

图 3-18　血浆置换技术操作流程图

第十八节　俯卧位通气技术

一、概述

俯卧位通气技术是指在实施机械通气时协助患者置于俯卧位的体位，具有促进患者塌陷的肺泡扩张、改善通气血流比及呼吸系统的顺逆性，同时减少机械通气相关性肺损伤的作用，是机械通气治疗的一种保护肺通气策略。

二、适应证及禁忌证

（一）适应证

1. 中重度 ARDS（$PaO_2/FiO_2 \leqslant 150mmHg$，呼气末正压 $\geqslant 5cmH_2O$）。

2. 重症及危重型新型冠状病毒感染。

（二）禁忌证

1. 绝对禁忌证　脊柱不稳定性骨折、高危肺栓塞、颅内压增加。

2. 相对禁忌证　严重的血流动力学不稳定、面部或骨盆骨折、多发性创伤伴不稳定性骨折、颜面部创伤、烧伤、腹部创伤或外科手术后、颅内高压、重度腹腔内高压、妊娠、深静脉血栓形成等。

三、操作要点及注意事项

（一）操作要点

1. 准备

（1）医务人员准备：至少配备 6 名专业医务人员（有经验的护工也可参与俯卧位通气实施工作），负责患者的翻转及安全。

（2）用物准备：根据不同的翻转方式准备物品，如硅胶软枕（水枕或软枕）3个、马蹄形枕头（U型枕）1个、泡沫辅料若干、电极片若干、护理垫若干、保暖设备、棉垫，更换床单法及信封法需要另备新床单一套。

（3）患者准备

① 对患者进行耐受评估：评估患者的生命体征是否维持在稳定状态；评估镇静程度，对于机械通气患者，使用 RASS 镇静评估量表进行评估，保持镇静深度在−5～−4分；评估患者腹腔内压力。

② 对患者附带管道应做的工作准备：暂时撤去心电监护电极片；夹闭非紧要管道并妥善固定；鼻胃管/鼻肠管、人工气道及呼吸机管路由位于头部的医务人员负责；两侧的导管分别由病床两侧的医务人员负责；各导管均留有一定的缓冲长度，避免翻身时拖拽滑脱。

③ 气道准备：评估气管插管的深度或者气管切开的位置并记录；测量气囊压力并确保气囊压力在 $25～30cmH_2O$；清理口鼻腔及人工气道分泌物并进行口腔护理。

④ 皮肤准备：评估患者有无皮肤破损，在患者骨隆突处、易受压处贴泡沫辅料以预防性保护皮肤。

⑤ 肠内营养准备：俯卧位通气前 2h 暂停肠内营养，对于发生肠内营养不耐受的患者及时更换为幽门后喂养。

2. 站位及分工 第一人位于床头，负责气道内导管、静脉置管等的保护及发号施令；第二人位于右侧床头，负责固定该侧管路、胃管；第三人位于右侧床尾，负责尿管及该侧管路；第四人位于左侧床头，负责固定该侧管路；第五人位于左侧床尾，负责放软枕及其他；第六人为监护位人员，负责监测生命体征及呼吸机参数的变化。

3. 实施流程

（1）先将患者身下床单拉出，与身上床单叠至一起，左右两侧由外向内卷至紧靠患者身体两侧。

（2）双侧头尾站位四人分别固定好患者上下肢体，头部医务人员发号口令，双侧头尾站位四人同时托起患者向床头以及移向右侧抬起，使患者头部在床头外侧，右侧平卧。

（3）将患者身体向左侧翻转 90°，再平放于床上，连枕头及床单一起将患者抬至床中央，将患者下移，患者头部转向左侧，松开床单，调节软枕。

（4）整理床单位，撤离背侧床单，将患者双手放于身体两侧，检查其颜面部受压情况；重新粘贴电极片，以及固定各项导管。

（二）注意事项

1. 操作过程注意协调一致，患者头、肩、臀同步翻转，保持头、颈、脊柱为同一条直线。

2. 注意人工气道管理，防止动静脉管路及各种引流管出现压迫、扭曲、移位、脱出情况。

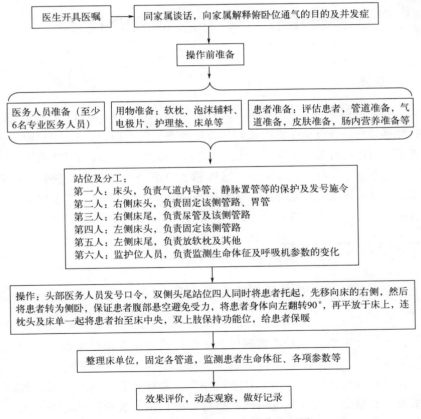

图 3-19　俯卧位通气技术操作流程图

3. 每 20～30min 检查一次患者，每 2h 更换一次软垫位置，避免同一部位长期受压。

4. 注意检查面部和眼睛，避免眼球直接受压损伤。男性注意生殖器受压，女性注意乳房受压。

5. 胸腹部悬空避免受压，注意手臂位置，防止神经损伤。

四、操作流程图

俯卧位通气技术操作流程图见图 3-19。

第十九节　体外膜肺氧合技术

一、概述

体外膜肺氧合（extracorporeal membrane oxygenation，ECMO）的工作原理是将静脉血从体内引流到体外，经膜式氧合器氧合和二氧化碳排出后，再用离心泵将血液注入体内，承担气体交换和血液循环功能。

按照血液回输的途径不同，通常 ECMO 有两种类型：从静脉系统引出而动脉回输为 VA-ECMO；从静脉引出又注入静脉为 VV-ECMO。前者同时具有循环和呼吸辅助功能；后者仅具有呼吸辅助功能。

二、适应证及禁忌证

（一）VA-ECMO 的适应证及禁忌证

1. 适应证　VA-ECMO 是各种急性心力衰竭合并呼吸衰竭患者的首选治疗方法，也是心搏骤停患者的抢救性辅助治疗手段，主要适应证包括：

（1）各种原因（包括急性心肌梗死、心脏外科手术后、暴发性心肌炎、心脏介入治疗突发事件、等待心脏移植、长期慢性心力衰竭患者急性失代偿、药物中毒、溺水以及冻伤等）引起的心搏骤停或心源性休克。

（2）急性大面积肺栓塞、心脏移植术后合并右心功能不全、接受左心室辅助装置出现急性右心衰竭，严重呼吸衰竭引发的急性肺源性心脏病。

（3）顽固性室性心律失常。

2. 禁忌证

（1）严重脑功能障碍或已明确脑死亡者。

（2）长时间严重代谢性酸中毒，如乳酸＞10mmol/L 持续 10h以上。

（3）长时间严重多器官功能障碍综合征。

（二）VV-ECMO 的适应证及禁忌证

1. 适应证 VV-ECMO 是各种原因所致的急性呼吸衰竭患者的首选治疗方法，主要适应证包括：ARDS、肺移植、支气管哮喘、肺栓塞、大气道阻塞、慢性阻塞性肺疾病等原因引起的严重急性呼吸衰竭。

2. 禁忌证

（1）绝对禁忌证：①不可逆的多器官功能衰竭；②败血症或菌血症；③无法实施全身抗凝；④未得到控制的转移性恶性肿瘤；⑤急性脑出血或脑卒中。

（2）相对禁忌证：①年龄＞65 岁；②体重指数＞30kg/m^2；③一般状况差；④长期呼吸机支持，如气管插管＞7 天；⑤ECMO置管困难。

三、ECMO 运行期间护理管理

（一）凝血功能管理

ECMO 辅助时必须使用抗凝措施以预防血栓形成，肝素是EC-MO 运行期间最常用的抗凝剂。通常在 ECMO 插管前先首次给予肝素 100IU/kg，使得活化凝血时间（ACT）维持在 140~220s 范围内。运行过程中持续泵注肝素，维持适当的 ACT 水平。

（二）血气管理

定时监测动脉血气，保持动脉二氧化碳分压在 40mmHg 左右；持续监测中心静脉血氧饱和度，以维持在 $70\%\sim75\%$ 为宜。VA-ECMO 动脉血氧饱和度维持在 95% 以上，VV-ECMO 稳定状态下动脉血氧饱和度一般保持在 $85\%\sim90\%$。

（三）通气设置

运行过程中采取保护性肺通气策略，平台压$<30cmH_2O$；呼气末正压 $5\sim15cmH_2O$；吸入氧浓度$<50\%$；呼吸频率小于 10 次/分和潮气量$<6mL/kg$。ECMO 通气：血流比＝1：$(1.5\sim2.0)$，维持二氧化碳分压 $35\sim45mmHg$，氧分压 200mmHg 左右。

（四）流量管理

VA-ECMO 直接影响动脉血压和全身各脏器的灌注，既要满足全身其他器官的有效灌注，又要尽可能地减轻心脏的负荷。辅助过程中有必要维持较低剂量的正性肌力药物，维持必要的左心室射血功能有利于心脏功能恢复。

VV-ECMO 辅助流量应控制在能够保证全部的氧供和二氧化碳排出，并尽可能将再循环量降至最低。通过调节血流量保持适当的血压以及合适的动静脉血氧饱和度。

（五）血流动力学管理

运行过程中，目标血压设定应结合患者组织、器官灌注和氧代谢情况，满足患者重要脏器血供需求。根据患者基础血压情况以及全身状况，建议将平均动脉压维持在 $50\sim90mmHg$，对于既往有高血压病史者，可适当维持较高血压。监测中心静脉压，保持其处于较低水平。针对特殊情况，可以联合主动脉内球囊反搏及左心房减压等技术。

（六）容量管理

应结合患者心功能状态、循环状态和组织灌注情况等因素综合考虑，进行容量管理。严格限制液体入量，并积极处理容量超负荷已成为 ECMO 管理的主要内容。VA-ECMO 维持容量相对较欠，满足 ECMO 引流，尽量降低心脏前后负荷，减轻静脉系统内压，改善脏器灌注；VV-ECMO，在循环稳定的前提下，维持液体负平衡，有利于减轻肺脏渗出，改善预后。必要时联用持续性肾脏替代治疗。

(七) 其他管理

ECMO 运行期间还需注意：①护理。基础日常护理非常重要，包括黏膜、皮肤和气道护理，并保持安静的环境。②抗感染。ECMO 治疗期间感染是常见并发症之一，应当做好院内感染防控，结合感染情况合理选用抗生素，必要时进行血培养。③营养支持。为了维持脏器基本功能，促进病情恢复，应当重视营养支持。④保护肾功能。维持肾脏良好的灌注，必要时给予小剂量利尿药，以维持足够的尿量。

(八) ECMO 转运管理

ECMO 转运团队包括 ECMO 管理医师、ECMO 置管医师、ECMO 治疗师（ICU 护师或体外循环师）、转运护师和转运呼吸治疗师。转运前每个成员必须仔细检查所有设备，填写检查表。转运过程中需固定每个组件，以防止因震动、变速导致管路脱出、机器故障等并发症。要求氧合器位置低于患者的水平，以降低血泵停转后空气栓塞的风险。注意环境温度和患者的保暖。转运过程中医师、护师、治疗师及相关人员应各司其职，维持患者适当的通气及氧合，维持血流动力学基本稳定，保证患者安全。

有条件可使用集成便携式 ECMO 转运系统，更加安全方便，且不增加患者病死率。转运 ECMO 应配备应急泵或手动控制泵，以防主泵故障或电源故障。还应配备不间断电源，能够在电源故障时满足所有设备的电力需求。ECMO 以外的设备包括转运呼吸机、输液泵、氧源、不间断电源，以及 ACT 监测仪、监护仪、除颤仪、便携式超声仪、血气分析仪、动静脉压力监测设备等，还需要备用抢救药物及血液制品等。

四、操作流程图

体外膜肺氧合技术上机操作流程图见图 3-20，体外膜肺氧合技术下机操作流程图见图 3-21。

以 Maquet 机型为例，上机流程：

确认套包、置入管路型号正确，在有效期内，与医师再次确认后，打开套包

戴无菌手套，连接静脉引流管与离心泵头入口，并用扎带固定

连接变温水箱，设置适宜温度，并进行水循环，检查氧合器变温系统是否有渗漏，如有渗漏更换套包

打开氧合器上端的黄色排气帽，在预充过程中及 ECMO 运行期间均保持排气孔开放，以确保能持续排气

连接两根预充管，在两根预充管中间用皮管钳阻断，连接膜肺两端两根短管（俗称：小辫子），确保所有接口紧密连接

再次检查预充管路及离心泵内是否有气泡残存，紧固各接头

靠近泵头的一根预充管连接预充液，另一根连接收集袋，利用重力将预充管至离心泵头出口的气体排尽，在离心泵头出口处用皮管钳夹毕

离心泵头涂抹耦合剂后装入离心泵驱动装置内，按下电源开关，按"钳夹"键确认，消除报警音，长按归零键，屏幕显示 4 个"0"后，离心泵转速调至 2000r/min 左右，松离心泵头钳夹，预充氧合器与管道，并仔细检查管路内是否有气泡

松开两根预充管中间皮管钳，再次确认管路内预充情况，旋转三通关闭预充管路，预充结束，套包自循环备用

手术台动静脉插管置入完成，打开台上管包装，将管路以无菌方式传递

整理循环管路，并固定于适当位置；连接空氧混合器管道（气源→空氧混合器→氧合器）

配合医师调整参数，观察机器运转情况，做好护理记录

图 3-20　体外膜肺氧合技术上机操作流程图

以 Maquet 机型为例，下机流程：

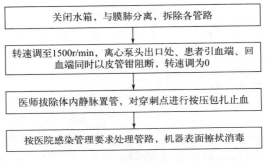

图 3-21　体外膜肺氧合技术下机操作流程图

第二十节　亚低温治疗仪使用

一、概述

(一) 定义

亚低温治疗仪又称降温毯、控温毯、医用控温仪等，俗称"冰毯"，是实施亚低温治疗的设备。临床使用的亚低温治疗仪，多采用压缩机提供冷源，经过特殊的冷水循环系统，以毯子与患者身体接触，利用温差降低高热患者的体温。

国际上将低温划分为轻度低温（33～35℃）、中度低温（28～32℃）、深度低温（17～27℃）和超深低温（2～16℃）。中轻度低温（28～35℃）称为亚低温，有良好的脑保护作用，而且无明显副作用。

(二) 亚低温治疗脑损伤的机制

1. 降低脑组织氧耗量，减少脑组织乳酸堆积。

2. 保护血-脑屏障，减轻脑水肿。

3. 抑制内源性毒性产物对脑细胞的损害作用。

4. 减少钙离子内流，阻断钙对神经元的毒性作用。

5. 减少脑细胞结构蛋白破坏，促进脑细胞结构和功能修复。

6. 减轻弥漫性轴索损伤。

（三）亚低温治疗仪工作原理

亚低温治疗仪由主机监测面板、冷却系统、降温毯、连接管、监测体温探头等组成。

1. 机内半导体通电后使水池中水冷却，冷却水被泵到毯内，因亚低温治疗仪毯面温度较人体温度低，人体热量向降温毯传递。

2. 当毯内冰水被人体加热后又循环到亚低温治疗仪水池中，亚低温治疗仪内半导体再次将水冷却后送到毯内，如此循环使人体的温度逐渐下降。

3. 若人体温度降到所设温度时，亚低温治疗仪停止工作，当人体温度再度升高，超过设定温度时，亚低温治疗仪再次工作。

二、亚低温治疗仪临床适应证和禁忌证

（一）适应证

1. 脑保护

（1）重型颅脑损伤。

（2）缺血缺氧性脑病。

（3）脑干损伤。

（4）脑缺血。

（5）脑出血。

（6）蛛网膜下腔出血。

（7）心肺复苏术后。

目前已将亚低温治疗方法列为重型颅脑损伤患者的常规治疗措施，尤其是广泛脑挫裂伤合并难以控制的颅内高压、下丘脑损伤合并

中枢性高热、脑干损伤合并去脑强直的重型颅脑损伤患者。

2. 高热患者物理治疗

（1）难以控制的中枢性高热。

（2）重度中暑。

（3）高热惊厥。

3. 机体局部降温。

（二）禁忌证

无绝对的禁忌证。相对禁忌证如下：

1. 年老且伴有严重心功能不全或心血管疾病。

2. 合并休克，尚未得到彻底纠正。

3. 处于全身衰竭状态。

4. 严重缺氧尚未纠正。

三、亚低温治疗仪使用操作规范

（一）操作前准备

1. 环境准备　房间气流通畅；配有电源、稳压器和可靠地线；背侧通风孔与物体间距须大于 20cm。

2. 用品准备　亚低温治疗仪、电源线、地线、温度传感器、管路、床单、蒸馏水、冬眠合剂、肌肉松弛药、气管切开用物等。

3. 患者准备

（1）使用前须向患者或家属解释。

（2）评估病情。

（3）使用冬眠合剂：实施亚低温治疗前，用氯丙嗪 100mg、异丙嗪 100mg 及哌替啶 100mg，加 0.9％生理盐水稀释到 50mL。使用微量注射泵静脉注入，待患者逐渐进入冬眠状态后，方可进行亚低温治疗。

（4）单纯头部物理降温，可不使用冬眠合剂。

4. 仪器准备　连接好管道、毯子、传感器。

（二）操作步骤

1. 加水　使用前往水箱加水至水位计标线水平。

2. 铺毯　将降温毯平铺在患者病床上。

3. 连接传感器　将传感器一端插入主机接口，另外一端置于患者肛门或腋窝。

4. 开机　打开电源开关，水温表和体温表显示开机时实测温度。

5. 温度设定范围　亚低温治疗时温度介于34～35℃之间；头部重点降温的患者维持鼻腔温度在33～34℃之间；发热患者物理降温的温度为37℃。

6. 降温速度　以每小时降低1～1.5℃为宜。

7. 设定机温和水温。

8. 设置体温下限报警值　体温下限报警设置值比机温设定值低1～2℃。

9. 监护患者　监护患者病情变化、皮肤情况、肢端情况及生命体征变化。

10. 治疗时间　当患者颅内压降至正常范围，维持24h即可停止亚低温治疗，疗程通常为3～10天。

11. 复温方法　采用复温法使体温逐渐恢复至正常。先停用控温仪，再停用肌松冬眠复合剂，最后逐渐撤除呼吸机。

12. 复温时间　控制在10～12h。

（三）结束步骤

1. 让管子和毯子连在设备上10min，这样可以让一些水流回设备里。

2. 将探测器从患者身上和探测器插孔中移除。

3. 断开电源线与电源的连接，绕好电源线并将其用尼龙带子固定在后面板上。

4. 断开管子和设备的连接。

5. 移开毯子。

6. 对于可重复使用的毯子，将其连接管子和设备断开。将管子纵向绕好放在毯子的中间。朝中间叠好毯子（左右各叠进 1/3）。

7. 记录患者病情、开停机时间、生命体征变化及评价治疗效果。

（四）注意事项

1. 亚低温治疗中不宜激烈搬动或翻动患者，以免引起直立性低血压。

2. 加强呼吸道管理，并严格执行各项无菌操作，预防感染。

3. 确保室内空气流通，保持床单位干燥、整洁。

4. 保持亚低温治疗仪软水管通畅，避免折叠或弯曲。

5. 在降温毯使用过程中应观察探头放置位置，脱落或位置不当要及时纠正。

6. 亚低温治疗仪机壳应当接地，以保护患者及医护人员安全。

7. 使用之前要进行报警检查。

四、亚低温治疗仪常见故障及处理

亚低温治疗仪常见故障及处理见表 3-4。

表 3-4　亚低温治疗仪常见故障及处理

故障分类	故障现象	检查方法	解决方法
传感器插头脱出	体温监测屏无数值显示	检查体温探头有无脱出肛门或腋窝，探头接口是否松脱	将探头置于肛门或腋窝，或插入传感器插头
缺水报警	水位在水位计标线以下	检查水位计	断电源，加水至水位线
毯内水流被阻	主机水流指示器小转轮停止转动	检查管道插口连接是否紧密，管道和毯子是否扭曲、折叠	重新插管，理顺管道，铺平毯子

五、亚低温治疗仪操作流程图

亚低温治疗仪操作流程图见图 3-22。

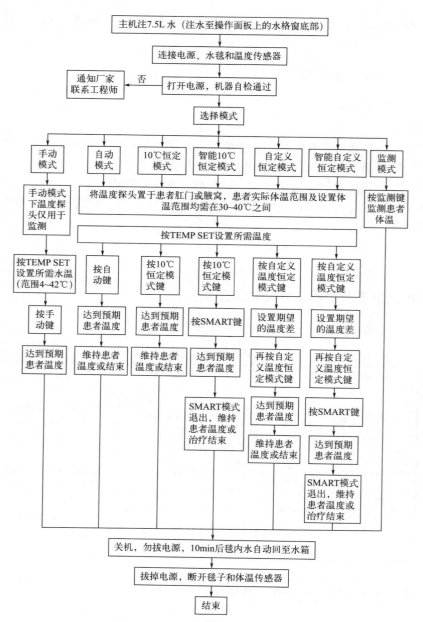

图 3-22　亚低温治疗仪操作流程图

第四章

呼吸重症康复技术

随着呼吸系统疾病患病率的不断增加，重症呼吸系统疾病随之增加。重症呼吸系统疾病患者常因肺通气、换气发生障碍，导致心肺功能障碍，增加死亡率或延长住院时间。为提高呼吸重症患者的存活率，改善患者的生活质量，呼吸重症康复尤为重要。呼吸重症康复是基于全面评估、制订个性化治疗方案，包括但不限于锻炼、教育和行为改变，旨在改善呼吸系统疾病患者的生理和心理状况，并促进健康的行为。

第一节　康复介入时机及暂停时机

一、康复介入时机

①血流动力学及呼吸功能稳定后，立即开始。②入重症医学科24～48 小时后，符合以下标准：心率＞40 次/分或＜120 次/分；收缩压（SBP）≥90mmHg 或≤180mmHg，或/和舒张压（DBP）≤110mmHg，平均动脉压（MAP）≥65mmHg 或≤110mmHg；呼吸频率≤25 次/分；血氧饱和度≥90%，机械通气吸入氧浓度（FiO_2）≤60%，呼气末正压（PEEP）≤10cmH_2O；使用小剂量血管活性药支持，多巴胺≤10mg/（kg·min）或去甲肾上腺素/肾上腺素≤0.1mg/（kg·min），即可实施康复介入。③生命体征稳定的患者，可逐渐过渡到每天选择适当时间作离床、坐位、站位、躯干控制、移动活动、耐力训练及适宜的物理治疗等。

二、康复暂停时机

生命体征明显波动，有可能进一步恶化危及生命时宜暂停康复治疗。具体指标：心率不低于年龄最高心率预计值的 70%；静息心率的基础上下降＞20%；心率＜40 次/分或＞130 次/分；出现新的心律失常；急性心肌梗死；急性心力衰竭；SBP＞180mmHg 或 DBP＞110mmHg 或有直立性低血压；MAP＜65mmHg；新使用血管活性药或使用血管活性药剂量增加；呼吸频率＜5 次/分或＞30 次/分或出现呼吸困难，$SpO_2 < 88\%$，$FiO_2 > 60\%$，$PEEP > 10cmH_2O$。人机对抗；镇静或昏迷；患者明显躁动，需要加强镇静剂量，$RASS > 2$分；患者不能耐受活动方案；患者拒绝活动；存在其他预后险恶的因素；或有明显胸闷痛、气急、眩晕、显著乏力等不适症状；或有未经处理的不稳定性骨折等，也应该暂时中止康复技术操作。

第二节 康复评定

一、一般状况评估

包括生命体征、面容与表情、体位、皮肤、动脉血气分析、胸部X线检查、CT、肺功能检查等。

二、运动感觉评估

主要通过肌力评估、运动能力测试和呼吸功评估来完成。

1. 肌力评估 肌力评估量表：是以 0~5 级表示肌力评估等级，从完全肌无力到正常肌力。具体见表 4-1。

表 4-1 肌力评估量表

分级	临床表现
0 级	完全瘫痪
1 级	有肌肉收缩,但无肢体关节活动
2 级	肢体能完成全关节活动范围,能在床面移动,但不能对抗重力抬起
3 级	肢体能完成全关节活动范围,可抬离床面,能对抗重力,不能对抗阻力
4 级	肢体能完成全关节活动范围,并能对抗一定的外界阻力,但未能达到正常
5 级	完全正常

2. 运动能力测试 可选择六分钟步行试验。

六分钟步行试验（6-minute walking test，6MWT）是测定患者6min内在平坦、硬地上快速步行的距离。它评价了运动过程中所有系统全面完整的反应，包括呼吸系统、心血管系统、体循环、外周循环、血液、神经肌肉单元和肌肉代谢等。6MWT 主要适用于测量中到重度心脏或肺疾病患者对治疗的反应，也可用于评价患者功能状态或预测发病率和病死率，包括肺动脉高压、心力衰竭、慢性阻塞性肺疾病（COPD）、间质性肺疾病、肺移植、肺减容术、肺切除术等。6MWT 的绝对禁忌证包括 1 个月内有不稳定型心绞痛或心肌梗死。相对禁忌证包括静息状态下心率超过 120 次/分，收缩压超过 180mmHg，舒张压超过 100mmHg。

试验过程：6MWT 应该在室内进行，沿着一条封闭的、长而直的平坦走廊进行，需要硬质地面。长 30m 的走廊，每 3m 做出一个标记。折返点上放置圆锥形路标（如橙色的圆锥形交通路标）作为标记。在地上用色彩鲜艳的条带标出起点线。起点线代表起始点，也代表往返一次的终点。

让患者站立，应用 Borg 评分（见表 4-2）对其基础状态下的呼吸困难情况做出评分，6MWT 开始前让患者阅读量表并问患者："请对照这个量表说出您呼吸困难的级别。"然后问："请对照这个量表说出您疲劳的级别。"运动后重新评价呼吸困难、疲劳的级别，要提醒患者运动前所选的级别。

表 4-2 Borg 呼吸困难评分

评分	呼吸困难程度描述
0 分	一点也不
0.5 分	非常、非常轻微,几乎没被察觉
1 分	非常轻微
2 分	轻度
3 分	中度
4 分	有一点严重
5 分	严重
6 分	
7 分	非常严重
8 分	
9 分	
10 分	非常、非常严重(最大程度)

计算总路程：记录下患者在最后一个来回中走过的距离，计算患者走过的总路程，数值四舍五入，以米（m）为单位计，并将计算结果记录到工作表上。

6MWT 的正常预计值：男性，$757×$身高（m）$-5.02×$年龄（岁）$-1.76×$体重（kg）-309；女性，$211×$身高（m）$-5.78×$年龄（岁）$-2.29×$体重（kg）$+667$。

6MWT 能较好地反映患者生理状态下的心功能，是一种无创、简单、安全的临床试验，常用的分级方法为：6min 内，若步行距离 $<150m$，为重度心功能不全，$150\sim425m$ 为中度心功能不全，$426\sim550m$ 为轻度心功能不全。

3. 呼吸功评估 评估患者呼吸是否吃力。通常观察患者表情，若有鼻翼扩张、脸色苍白、辅助呼吸肌参与、呼吸方式改变、呼吸声异常等，则提示有呼吸窘迫、呼吸费力。

三、意识障碍评估

意识障碍评估常用格拉斯哥昏迷评分（GCS）量表进行评估。具体评分标准见表 4-3。

表 4-3 格拉斯哥昏迷评分（GCS）

睁眼反应（E）	计分	言语反应（V）	计分	运动反应（M）	计分
自发睁眼	4	回答正确	5	遵嘱活动	6
呼唤睁眼	3	回答错误	4	刺痛定位	5
刺痛睁眼	2	语无伦次	3	刺痛躲避	4
不能睁眼	1	只能发声	2	异常屈曲	3
		不能发声	1	异常伸展	2
				不能活动	1

注：昏迷程度以 E、V、M 三者分数的总和来评估，得分值越高，提示意识状态越好，14 分以上属于正常状态，7 分以下为昏迷，昏迷程度越重者的格拉斯哥昏迷评分越低，3 分多提示脑死亡或预后极差。

四、吞咽障碍评估

主要观察患者症状：进食、饮水时呛咳；流涎；食物或唾液从气管套管溢出；食物滞留在口腔内等。临床常用洼田饮水试验和床旁饮水试验进行测试。

1. 洼田饮水试验 患者端坐，喝下 30mL 温开水，观察所需时间和呛咳情况。洼田饮水试验分级见表 4-4。

表 4-4 洼田饮水试验分级

分级	表现
1 级(优)	能顺利地 1 次将水咽下
2 级(良)	分 2 次以上,能不呛咳地咽下
3 级(中)	能 1 次咽下,但有呛咳
4 级(可)	分 2 次以上咽下,但有呛咳
5 级(差)	频繁呛咳,不能全部咽下

正常：1 级，5s 之内。可疑：1 级，5s 以上；或 2 级。异常：3～5 级。

2. 床旁饮水试验 准备 1 杯 50mL 的温开水及 1 只 5mL 的茶匙，使患者取坐位或者头高侧卧位（健侧在下方），前 25mL 以每次 5mL 用茶匙喂给患者，余下的 25mL 可按上述方法给予或者让患者直接饮用，整个试验过程不能说话，不限制时间。具体测试结果见表 4-5。若患者通过饮水测试，第一天进全糊餐，如果可以耐受，第二天再进碎饮食，之后每天的饮食根据前一天的饮食情况调整。

表 4-5 床旁饮水试验结果判断及处理

症状	结果	处理
无呛咳,停顿 5s 内	正常	试糊食
无呛咳,停顿 5～10s	可疑	24h 后再评估
有呛咳或湿声,停顿 5～10s	异常	
完全饮水有问题,频频呛咳,10s 以上	异常	限制患者经口进食,考虑留置胃管
血氧饱和度下降 3%	异常	

五、肺功能评估

肺功能评估包括肺容积、肺通气、弥散功能测定、气道激发试验、气道舒张试验等。

肺容积、肺通气、弥散功能测定需借助专业设备进行检测，进行检查时常让患者取站立位，含一次性或消毒咬口，夹鼻夹，经口做平静呼吸，然后做用力呼吸测定。可有 2 种测定程序：一种是当潮气曲线稳定后，于平静呼气末做用力最大深吸气，再慢慢用力最大呼气至残气位，再用力吸气；另一种是平静吸气末用力呼气，再用力吸气，再用力慢慢呼气至残气位。通过气体稀释法和体积描记法测定或计算肺总量（TLC）、功能残气量（FRC）、残气量（RV）、肺活量（VC）、残总气量百分比（RV/TLC）、用力肺活量（FVC）、第一秒用力呼气容积（FEV_1）、呼气峰值流速（PEF）、最大自主通气量（MVV）等。

肺功能评估可以了解慢性阻塞性肺疾病（COPD）患者气流受限的严重程度，参考的主要指标为第一秒最大用力呼气容积（FEV_1）。COPD 患者气流受限的严重程度分级见表 4-6。

表 4-6　GOLD 评分

分级	严重程度	FEV_1 值
GOLD1 级	轻度	$FEV_1 \geqslant 80\%$
GOLD2 级	中度	$50\% \leqslant FEV_1 < 80\%$
GOLD3 级	重度	$30\% \leqslant FEV_1 < 50\%$
GOLD4 级	极重度	$FEV_1 < 30\%$

六、呼吸肌评估

目前常通过测定气道的压力变化反映呼吸肌的力量，最大吸气压（maximal inspiratory pressure，MIP）和最大呼气压（maximal expiratory pressure，MEP）测定是临床最常用的、可信的、非创伤性的评价呼吸肌功能的指标。

1. 最大吸气压　最大吸气压（MIP）是指在功能残气量位，气道阻断状态下，用最大努力吸气所能产生的口腔压，反映吸气肌的综合收缩能力。

（1）检测方法：受试者口含连接三通阀的咬口器，三通阀先通空气，夹上鼻夹，注意口角勿漏气。受试者先做几次自然呼吸，然后在平静呼气过程中旋转三通阀，通向单向呼气活瓣（只允许呼气，吸气时则阻断气管），在呼气末嘱受试者做最大努力吸气，持续 1.5～3s。记录最大的吸气负压。

（2）正常值：MIP 变异较大，临床上作粗略估计时，以最低值为标准，男性≥75cmH_2O，女性≥50cmH_2O，属于正常范围。

（3）临床意义：由于 MIP 的检测简易、无创，所以是常用的吸气肌功能检测的指标。MIP 值＜－60cmH_2O（即绝对值＞60cmH_2O）时，可排除呼吸肌无力引起的呼吸困难。当 MIP＜正常预计值的 30％，易出现呼吸衰竭。对于人工通气患者，MIP 值＜－30cmH_2O（即绝对值＞30cmH_2O）脱机容易成功，MIP 值＞－20cmH_2O（即绝对值＜20cmH_2O）时，多数脱机失败。

2. 最大呼气压　最大呼气压（MEP）是指受试者在吸气至最大肺总量位后不再吸气，用最大努力呼气所能产生的最大口腔压，反映呼气肌的综合呼气力量。

（1）检测方法：与 MIP 测定基本类似。主要区别是：①要求受试者吸气至肺总量位后停止吸气，嘱受试者做最大努力呼气，持续 1～2s。②亦可测定咳嗽时食管压来推算 MEP。

（2）正常值：临床上简易判断，通常男性 MEP＞100cmH_2O，女性 MEP＞80cmH_2O，即表示在正常范围，再高亦无更多的临床意义。MEP＜60cmH_2O，提示无效咳嗽，有人工气道，MEP＜40cmH_2O，存在气道廓清障碍。

七、心功能评估

1. 有创血流动力学监测　肺动脉导管热稀释法和脉搏指数连续心输出量监测法可测定心输出量等多项指标，能准确评估危重患者的血流动力学变化。

2. 无创血流动力学监测　超声波及心阻抗血流图等无创血流动力学等监测技术因风险低、操作简单等优点弥补了有创血流动力学监测的不足。

八、呼吸困难评估

呼吸困难按病程分为急性呼吸困难与慢性呼吸困难。急性呼吸困难是指病程 3 周之内的呼吸困难，慢性呼吸困难是指持续 3 周以上的呼吸困难。急性呼吸困难见于重症肺炎、肺血栓栓塞等，慢性呼吸困难见于 COPD 等疾病。评估呼吸困难严重程度的常用量表为改良的英国医学研究委员会呼吸困难量表（mMRC），见表 4-7。

表 4-7 改良的英国医学研究委员会呼吸困难量表（mMRC）

分级	与活动相关呼吸困难的程度
0	只有剧烈运动时,我感觉呼吸困难
1	在平地行走或爬坡时,我就会气喘
2	因为呼吸困难,我在平地上行走时比同龄人慢,或者在平地上按照我自己的步速行走时,我需要停下来喘气
3	在平地行走大约 100m 或者行走几分钟后,我需要停下来喘气
4	我因为呼吸困难而无法出门,或者当我穿、脱衣时会出现呼吸困难

九、营养状态评估

美国肠外肠内营养学会（ASPEN）在 2016 版《成人危重症患者营养支持治疗实施与评价指南》中指出：所有无法充分经口进食的患者在进入 ICU 时都应该进行营养风险筛查；营养风险高的患者较风险低的患者在接受营养治疗后可能获益更高。临床常用的营养筛查和评估工具是营养风险筛查 2002（Nutritional Risk Screening 2002，NRS 2002），具体内容详见第二章第四节。

十、心理状态评估

康复前期对患者进行心理评估非常重要，存在心理障碍会影响康复效果。医护人员了解患者心理状态并给予消除相应影响后，才能获得最佳的康复治疗效果。临床常用医院焦虑抑郁量表进行评估，见表 4-8。

表4-8 医院焦虑抑郁评估量表

医院焦虑抑郁评估量表					
情绪在大多数疾病中起着重要作用,如果医生了解您的情绪变化,他们就能给您更多的帮助。请您阅读以下各个项目,在其中最符合您过去1个月的情绪评分上画一个"√"。对这些问题的回答不要做过多的考虑,立即做出的回答往往更符合实际情况					
姓名:	性别:		年龄:		床号:

序号	项目	内容				评分
1	我感到紧张(或痛苦)(A)	根本没有(0分)	有时候(1分)	大多时候(2分)	几乎所有时候(3分)	
2	我对以往感兴趣的事情还是有兴趣(D)	肯定一样(0分)	不像以前那样多(1分)	只有一点(2分)	基本上没有了(3分)	
3	我感到有点害怕,好像预感到有什么可怕的事情要发生(A)	根本没有(0分)	有一点,但并不使我苦恼(1分)	是有,但不太严重(2分)	非常肯定和十分严重(3分)	
4	我能够哈哈大笑,并看到事物好的一面(D)	我经常这样(0分)	现在已经不太这样了(1分)	现在肯定是不多了(2分)	根本没有(3分)	
5	我的心中充满烦恼(A)	偶尔如此(0分)	有时,但并不经常(1分)	时常如此(2分)	大多数时间(3分)	
6	我感到愉快(D)	大多数时间(0分)	有时(1分)	并不经常(2分)	根本没有(3分)	
7	我能够安闲而轻松地坐着(A)	肯定(0分)	经常(1分)	并不经常(2分)	根本没有(3分)	
8	我对自己的仪容失去兴趣(D)	我仍然像以往一样关心(0分)	我可能不是非常关心(1分)	并不像我应该做的那样关心(2分)	肯定(3分)	
9	我有点坐立不安,好像感到非要活动不可(A)	根本没有(0分)	并不是很多(1分)	不少(2分)	非常多(3分)	

序号	项目	内容				评分
10	我对一切都是乐观地向前看（D）	差不多是这样（0分）	并不完全是这样（1分）	很少这样（2分）	几乎从不这样（3分）	
11	我突然发现有恐慌感（A）	根本没有（0分）	并非经常（1分）	时常（2分）	确实非常频繁（3分）	
12	我感觉情绪在渐渐低落（D）	根本没有（0分）	有时（1分）	很频繁（2分）	几乎所有时间（3分）	
13	我感到有点害怕，好像某些事情在往坏的方面发展（A）	根本没有（0分）	有时（1分）	很频繁（2分）	非常频繁（3分）	
14	我能安静地欣赏一本好书或者是一项好的广播（D）	常常如此（0分）	有时（1分）	并非经常（2分）	很少（3分）	

注：0～7分属于无症状，8～10分属可疑存在焦虑或抑郁状态，11～21分属于肯定存在焦虑或抑郁状态。

第三节　康复治疗技术

一、常规康复技术

当患者不能进行主动运动时可采取被动运动。①良肢位摆放：以预防压疮、关节受限、挛缩、痉挛为目标，尽量减少继发损伤，并增加本体感觉传入。②体位变换：根据患者病情早期应用电动起立床等进行平衡能力训练、床上各方向的翻身训练及卧位-坐位转换适应训练，以恢复平衡功能、促进痰液引流和预防压疮。③保持关节活动度训练：对患者各关节进行小于正常活动度10°的重复被动运动，可应用关节持续被动活动仪。④多途径感觉运动刺激：如听觉、触觉、嗅觉、味觉、视觉、运动及本体感觉刺激。可对肢体进行冷热水交替刺激，或于运动治疗过程中穿插轻拍、毛刷轻擦等方法加强感觉传入。⑤被动排痰：可使用医用体外振动排痰机。⑥气压治疗：促进血液和淋巴的流动，改善微循环，预防血栓及肢体水肿。

当患者无意识障碍时，康复治疗以被动运动与辅助运动相结合的方式向主动运动为主的方式转变。包括良肢位摆放、体位转换、躯干控制能力训练、保持关节活动度训练、多途径感觉运动刺激等。

二、呼吸肌训练

呼吸肌训练集中在力量与耐力两方面，以吸气肌训练更为常见。通常采用功能性超负荷原则：制订呼吸肌训练处方，吸气肌训练负荷应设置在个人最大吸气压的 30％，训练频率为 1～2 次/天，5～7 天/周，并连续 2 周以上。吸气肌训练（IMT）和呼吸肌耐力训练（RMET）的方式见表 4-9。

表 4-9　吸气肌训练（IMT）和呼吸肌耐力训练（RMET）的方式

项目	IMT	RMET
类型	力量	耐力
持续时间	15min，每日 2 次	30min，6～12 周
频率	每周 5～7 次	每周 5 次
强度	根据个人情况，增加的负荷为 30％～50％PI$_{max}$	通气量＝50％～60％MVV；呼吸频率 50～60 次/分

三、保持呼吸道通畅

根据患者情况，指导咳嗽技巧，运用体位引流、主动循环呼吸技术帮助体能较差或有气道狭窄的患者排痰，必要时给予纤维支气管镜下吸痰。

（一）有效咳嗽技术

有效咳嗽技术是指通过指导患者掌握有效咳嗽的正确方法，将气道分泌物有效排出的一种技术。临床常用哈气咳嗽、泵式咳嗽、主动辅助咳嗽、连续咳嗽等技术。哈气咳嗽技术是指深吸气后快速强力收缩腹肌并使劲将气呼出，呼气时配合发出"哈、哈"的声音。该法可以减轻疲劳，减少诱发支气管痉挛，提高咳嗽、排痰的有效性。

1. 目的

（1）保持呼吸道通畅，利于改善肺通气。

（2）有效排出气道分泌物，改善患者肺功能。

（3）预防感染，减少术后并发症。

2. 适应证与禁忌证

（1）适应证：神志清醒、能够配合的患者以及痰多黏稠、不易咳出和手术的患者。

（2）禁忌证

① 未引流的气胸、近期有肋骨骨折或脊柱不稳和严重骨质疏松的患者。

② 胸壁疼痛剧烈、肿瘤部位、明显呼吸困难或不愿意配合的患者。

③ 病情不稳定、体力无法耐受、大咯血、肺栓塞或可导致病情恶化的其他临床情况。

3. 操作要点

（1）指导患者根据病情调整能够成功咳嗽的体位，尤其需保持躯干直立，身体前倾，颈部稍微屈曲。

（2）指导患者行 5～6 次缓慢深吸气（吸气时腹部上抬），深吸气末屏气 3s。

（3）迅速打开声门，用力收缩腹肌做爆破性咳嗽 2～3 声将气体排出，或用自己的手按压上腹部，帮助痰液咳出。

（4）停止咳嗽，并缩唇将余气尽量呼出。

（5）重复以上动作 2～3 次后，正常呼吸几分钟后再重新开始，必要时结合叩击。

（6）操作者协助擦痰，保持患者面部清洁，体位舒适，并进行肺部听诊。

（二）体位引流

体位引流（postural drainage，PD）也称支气管引流，是通过调整患者为特定的体位，利用重力的作用使分泌物引流到中心气道的一种技术。

1. 目的

（1）利用重力原理，促进呼吸道分泌物的松动及排出。

（2）保持呼吸道通畅，利于改善肺通气。

（3）减少感染，改善患者肺功能。

（4）改善呼吸肌肌力和效力，产生咳嗽反射。

2. 适应证与禁忌证

（1）适应证

① 长期卧床或建立人工气道等导致咳嗽无力、痰液黏稠不易排出的患者。

② 慢性气道阻塞、发生急性呼吸道感染及急性肺脓肿的患者。

③ 长期不能清除肺部分泌物，如肺不张、支气管扩张、肺囊性纤维化患者。

④ 支气管碘油造影检查前后。

（2）禁忌证

① 胸廓骨折、近期脊柱损伤或脊柱不稳和严重骨质疏松的患者。

② 脑水肿、主动脉和脑动脉瘤、近期手术或头颈部外伤后未稳定的患者。

③ 病情不稳定、严重心功能不全、高血压、近期大咯血、胃食管反流的患者或可能导致病情恶化的其他临床情况。

3. 操作要点

（1）明确需要排痰的部位，根据病变或可能病变所在部位，采取相应的体位引流。

（2）引流时间：引流宜在饭前 1h 或饭后 1～2h 进行，以免引起呕吐。每次引流 10～15min，每日 1～3 次。一般安排在早晨起床时、晚餐前及睡前。

（3）观察：引流中注意观察患者反应，若出现咯血、头昏、发绀、呼吸困难、出汗、脉搏细速、疲劳等情况应立即停止引流。注意观察引流出痰液的颜色、量、性质以及静置后是否分为三层。

（4）排痰：引流过程中鼓励患者做深呼吸及有效咳嗽，在呼气时配合叩击，应在一次呼气期中快速多次叩击，叩击总时间一般持续 2～3min，避免吸气期叩击。咳嗽时配合振动、摇动等使痰咳出。

（5）引流完毕：嘱患者休息，并用漱口水彻底漱口，以保持口腔清洁，以增进食欲，减少呼吸道感染机会。记录排出的痰量和性质，必要时将痰液送检。痰液用漂白粉等消毒剂消毒后再弃去。

（6）评估与记录

① 评估引流效果，引流后听诊以评估呼吸音的变化。

② 记录：引流出痰液的颜色、量、性质、气味以及患者血压、心率情况。

（三）主动循环呼吸技术

主动循环呼吸技术（active cycle of breathing techniques，ACBT）是一种主动的呼吸道管理技术，由呼吸控制（breathing control，BC）、胸廓扩张运动（thoracic expansion exercise，TEE）和用力呼气技术（forced expiration technique，FET）三个反复循环构成，具有可变性。

1. 目的

（1）呼吸控制可防止患者血氧饱和度下降，预防气管痉挛。

（2）胸廓扩张运动能够减少肺组织的塌陷、增加患者的肺通气量，从而松动患者分泌物。

（3）用力呼气技术可以促进分泌物的排出。

2. 适应证与禁忌证

（1）适应证

① 需要将蓄积分泌物从中央气道移除或留取痰标本。

② 存在肺不张。

③ 预防术后肺部并发症的发生。

④ 用于哮喘、肺囊性纤维化、COPD、急性呼吸衰竭等疾病的

气道廓清治疗。

⑤ 用于胃食管反流、支气管痉挛、肺疾病急性发作的患者，避免因胸部叩击而引起血氧饱和度下降。

（2）禁忌证：ACBT 没有绝对的禁忌证。对于年幼无法配合的儿童及病情危重的成人，需要医护人员协助；术后或有少量分泌物的患者，时间可以缩短。

3. 操作要点

（1）呼吸控制（BC）

① 让患者取舒适坐位，放松上胸部和肩部。

② 患者一手放置于胸骨柄限制胸部运动，另一手置于肚脐以感受腹部起伏。

③ 吸气，胸部保持不动，腹部鼓起。

④ 缓慢呼气，呼出所有气体。

（2）胸廓扩张运动（TEE）：是指患者的主动吸气，包括深吸气，同时可配合叩击或振动。

① 患者将一只手放于胸部。

② 深吸气，在吸气末屏气 3s。

③ 缓慢呼气。

（3）用力呼气技术（FET）

① 做 1~2 次呵气动作以开放声门，然后由中等肺活量持续呵气至低肺活量。

② 正常吸气，然后憋气 1~3s。

③ 随后胸腔和腹肌收缩，同时声门和口打开。

④ 用力、快速将气体呼出。

四、运动训练

早期训练可缩短重症监护和住院时间，减少再入院次数、机械通气时间、卧床天数和不良事件。有氧训练是呼吸康复治疗的基础，其主要目的是提高有氧运动能力、增强参与步行肌肉的力量以及改善日常活动能力。这些功能的改善通常是由于通过提高心肺和外周肌肉细胞功能的适应性，从而在给定的运动水平上使呼吸困难程度和外周肌肉不适感有所缓解。有证据表明，持续 8～10 周的有氧训练可有效降低由运动引起的动态过度通气程度和呼吸困难程度；同时，改善了摄氧量和心率对有氧耐力运动的动力学反应，使得心血管和肌肉细胞功能得以改善。此外，已证明有氧运动可以逆转 COPD 患者运动肌肉形态和生化异常，并增加肌肉生物能量。

慢性呼吸道疾病患者有氧和抗阻运动训练处方建议见表 4-10，肌力训练方法见表 4-11。

表 4-10　慢性呼吸道疾病患者有氧和抗阻运动训练处方建议

类型	频率	强度	持续时间或频率	方式或器械
有氧训练	每周 3～5 天（最少）	30%～40%的峰值负荷	每次 20～60min，持续 4～12 周	步行/骑恒定功率自行车
抗阻训练	相同肌群，隔天 1 次	60%～70%的一次负荷量，最大重复次数（1RM）	8～10 次/组，1～3 组	哑铃/弹力带

表 4-11　肌力训练方法

肌力等级	训练方法
0 级	被动活动、神经肌肉电刺激
1～2 级	辅助-主动训练(助力运动)
3 级	主动运动
4～5 级	抗阻运动

五、吞咽训练

吞咽训练包括基础训练和治疗性进食训练。

（一）基础训练

基础训练是针对与摄食-吞咽活动有关的器官进行训练，适用于从轻度到重度的吞咽困难患者。常用的基础训练方法包括头颈控制训练、口唇运动、颊肌运动、咀嚼训练、舌体运动训练、喉部运动、咳嗽训练、呼吸训练等。

（二）治疗性进食训练

治疗性进食训练是摄食-吞咽训练的最后程序。具体包括：

（1）体位：一般采取床头抬高 45°～60°的半卧位，头部稍前屈，偏瘫侧肩部以枕或衣物垫起，护理人员站立或坐于患者健侧。

（2）食物的形态：选择比较柔软、性状较一致、黏度适中、不易松散、易通过口腔和咽部、不易粘在黏膜上的食物。

（3）食物的位置及量：把食物放置在口腔内最能感受到食物的部位，最佳位置是健侧舌后部或颊部，利于食物吞咽。一般从少量开始，1～2mL，后酌情增加。摄食时应注意摄食速度，避免 2 次食物重叠入口。

（4）进食习惯及环境：尽可能培养患者采取直立坐位的进食习惯，保持在安静环境下进食，减少进餐时讲话，以免影响吞咽过程。

（5）吞咽方法：根据患者个人情况，选择合适的吞咽方法，空吞咽与交替吞咽、侧方吞咽、用力吞咽、点头样吞咽均可。

六、脱机训练

早期脱机训练能增加脱机成功率，减少并发症。

（一）评估撤机

见图 4-1。

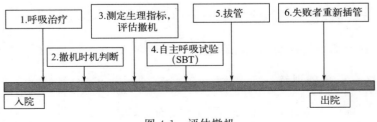

图 4-1　评估撤机

（二）程序化脱机筛查

①呼吸衰竭潜在病因得到逆转的证据；②充分的氧合：$PaO_2/FiO_2 \geqslant 150 \sim 200mmHg$，$PEEP \leqslant 5 \sim 8cmH_2O$，$FiO_2 \leqslant 0.4 \sim 0.5$，$pH \geqslant 7.25$；③血流动力学稳定：无急性心肌缺血，无明显的低血压，不需要血管活性药物治疗或只需要小剂量血管活性药物；④患者能启动一次吸气努力。

（三）自主呼吸试验（SBT）

1. 自主呼吸试验常用方法

（1）T管法：直接断开呼吸机，通过 T 管吸氧。

① 步骤：吸痰；清除气囊上滞留物，根据患者气道保护能力决定是否将气囊完全放气；脱开呼吸机；T管加温加湿吸氧。

② 优点：试验成功预示患者自主呼吸较强。

③ 缺点：造成患者呼吸困难和呼吸肌疲劳，导致应激反应。

（2）低水平压力支持通气（PSV）法：将呼吸机调整至 PSV 模式，支持压力一般设为 $5 \sim 8cmH_2O$。

① 优点：能准确判断患者是否具备克服胸壁及肺阻力进行自主呼吸的能力。

② 缺点：选择不当的压力会造成试验误差。

（3）持续气道正压（CPAP）法：将呼吸机调整至 CPAP 模式。压力一般设为 $5cmH_2O$。

① 优点：适合 COPD 和左心功能不全患者。

② 缺点：拔管后存在心力衰竭的风险。

2. 自主呼吸试验评价

（1）3min 自主呼吸试验，观察指标：浅快呼吸指数（RSBI）< 105；呼吸频率 > 8 次/分或 < 35 次/分；心率 < 140 次/分或变化 < 20%，没有新发的心律失常；自主呼吸时 VT > 4mL/IBW；SaO_2 > 90%。

（2）符合以上标准，继续进行 $30 \sim 120min$ 自主呼吸试验。

（3）自主呼吸试验成功指标：动脉血气指标满足，$FiO_2 < 0.40$，

$SpO_2 \geqslant 85\% \sim 90\%$，$PaO_2 > 50 \sim 60mmHg$，$pH \geqslant 7.32$，$PaCO_2$ 增加$\leqslant 10mmHg$；血流动力学指标，心率$< 120 \sim 140$ 次/分且心率改变$< 20\%$，$SBP < 180 \sim 200mmHg$ 且$> 90mmHg$，血压改变$< 20\%$，不需要血管活性药，呼吸频率$\leqslant 30 \sim 50$ 次/分，呼吸频率改变$\leqslant 50\%$。

（4）自主呼吸试验失败指标：精神状态改变（嗜睡、昏迷、兴奋、焦虑），呼吸做功增加（使用辅助呼吸肌、矛盾呼吸、大汗），$PaO_2 \leqslant 50 \sim 60mmHg$，$SpO_2 < 90\%$，$FiO_2 \geqslant 0.5$，$PaCO_2 > 50mmHg$ 或较试验前增加$> 8mmHg$，$pH < 7.32$ 或较试验前结果降低> 0.07，呼吸频率> 35 次/分或较试验前增加50%以上，心率> 140 次/分或较试验前增加20%以上，$SBP > 180mmHg$ 或较试验前增加20%以上，$SBP < 90mmHg$。

（四）脱机流程

脱机流程图见图 4-2。

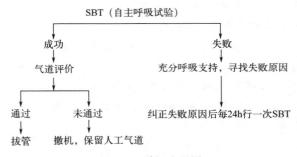

图 4-2　脱机流程图

七、心理治疗

（1）支持性心理治疗：从患者的病情和心理状态出发，用理解、同情、共情等方法，与患者及其家属形成同盟，针对患者的心理和情绪问题寻找解决方法，提高患者自尊和自信，减轻焦虑，改善症状。

（2）生物反馈放松训练：利用生物反馈治疗仪帮助患者有意识地控制全身不同部位的肌肉由紧张到松弛的过程，1 次/天，每次

15～25min。

（3）认知行为疗法：由心理治疗师帮助患者认识产生痛苦的原因，有针对性地改变错误认知，打破思维恶性循环，按照医生的指导配合治疗。由治疗师采用强化疗法或系统脱敏疗法帮助患者矫正异常行为，建立新的反射模式。

第五章

RICU 医院感染与控制

第一节　医务人员手卫生管理制度

一、手卫生管理要求

1. 认真贯彻国家卫生健康委下发的《医务人员手卫生规范》（WS/T 313—2019）加强医院手卫生管理。

2. 医院应配备合格的手卫生设施。

3. 手消毒剂应符合国家有关规定和《手消毒剂通用要求》（GB 27950—2020）的要求，在有效期内使用。

4. 医院感染管理与疾病预防控制处（简称感控处）定期对全院医务人员进行手卫生知识培训并定期督查全院手卫生落实情况，将手卫生纳入医疗质量考核。

5. 医务人员掌握手卫生知识和正确的手卫生方法，并保障洗手和手消毒的效果。

6. 医务人员在诊疗、护理操作中应严格执行手卫生。

二、手卫生设施及要求

洗手与卫生手消毒设施及要求：

1. 应设置与诊疗工作相匹配的流动水洗手和卫生手消毒设施。

2. 合格的洗手设施：流动水、非接触式水龙头、洗手液、干手纸、洗手图。

3. 选用洗手液：首选一次性瓶装产品；重复使用的洗手容器应定期清洁、消毒；洗手液发生浑浊或变色应及时更换，并清洁、消毒容器。

4. 手消毒剂使用一次性包装，须符合国家有关规定和《手消毒剂通用要求》（GB 27950—2020）的要求，在有效期内使用。

5. 病床必须配置足够的非接触式洗手设施和手部消毒装置，单间病房每床1套，开放式病房至少每2床1套，其他功能区域根据需要配置。

三、医务人员手卫生要求

（一）洗手与卫生手消毒

1. 洗手与卫生手消毒指征

（1）下列情况医务人员应洗手和/或使用手消毒剂进行卫生手消毒：

① 接触患者前。

② 接触清洁物品、无菌操作前，包括进行侵入性操作前。

③ 暴露患者体液风险后，包括接触患者黏膜、破损皮肤或伤口、血液、体液、分泌物、排泄物、伤口敷料等之后。

④ 接触患者后。

⑤ 接触患者周围环境后，包括接触患者周围的医疗相关器械、用具等物体表面后。

（2）下列情况应洗手：

① 当手部有血液或其他体液等肉眼可见的污染时。

② 可能接触艰难梭菌、肠道病毒等对速干手消毒剂不敏感的病原微生物时。

（3）手部没有肉眼可见污染时，宜使用手消毒剂进行卫生手消毒。

（4）下列情况时医务人员应先洗手，然后进行卫生手消毒：

① 接触传染病患者的血液、体液和分泌物以及被传染性病原微生物污染的物体之后。

② 直接为传染病患者进行检查、治疗、护理或处理传染病患者污物之后。

2. 洗手与卫生手消毒方法

（1）医务人员洗手方法，见附录。

（2）医务人员卫生手消毒遵循以下方法：

① 取适量的手消毒剂于掌心，均匀涂抹双手。

② 按照附录医务人员洗手方法中揉搓的步骤进行揉搓。

③ 揉搓至手部干燥。

（二）手消毒剂选择

卫生手消毒时首选速干手消毒剂，过敏人群可选适宜的手卫生方法；针对某些对乙醇不敏感的肠道病毒感染时，应选择其他有效的手消毒剂。

（三）注意事项

戴手套不能代替手卫生，摘手套后应进行手卫生。

四、手卫生的监测与管理

1. 手消毒应符合要求：卫生手消毒后医务人员手表面的菌落总数应≤10CFU/cm^2；外科手消毒后医务人员手表面的菌落总数应≤5CFU/cm^2。

2. 手卫生效果监测：重症监护病房每月 1 次；监测结果及时反馈，存在问题的科室应查找原因，及时整改。当怀疑医院感染暴发与医务人员手卫生有关时，应及时进行监测，并进行相应病原微生物的检测，采样时机为工作中随机采样，采样方法遵循《医院消毒卫生标准》（GB 15982—2012）的要求进行。

3. 将手卫生监测的效果纳入医院质量控制考核。未达到细菌菌落合格标准，按照质量控制标准进行扣分。

4. 感控处定期对全院手卫生进行监督检查，检查及扣分标准按医院制定的《临床科室医院感染检查标准》执行。

5. 加强手卫生宣教，不定期开展手卫生相关活动，提高医务人员手卫生依从性。针对存在问题分析其原因，提出整改措施，进行持续质量改进。

第二节　医院隔离管理制度

一、管理要求

1. 在新建、改建与扩建时，建筑布局应符合医院卫生学要求，并应具备隔离预防的功能，区域划分应明确、标识清楚。

2. 隔离的实施应遵循"标准预防"和"基于疾病传播途径的预防"的原则。

3. 应加强传染病患者及隔离患者的管理，严格执行探视制度。

4. 应采取有效措施，管理传染源、切断传播途径和保护易感人群。

5. 应加强医务人员隔离与防护知识的培训，为其提供合适、必要的防护用品，正确掌握常见传染病的传播途径、隔离方式和防护技术，熟练掌握操作规程。

6. 医务人员的手卫生应符合《医务人员手卫生规范》（WS/T 313—2019）的有关规定。

7. 隔离区域的消毒应符合国家有关规定。

8. 严格执行医院制定的《医疗废物管理制度》。

二、隔离要求与隔离原则

1. 隔离要求

（1）应明确服务流程，保证洁、污不交叉，防止因人员流程、物品流程交叉导致污染。

（2）根据建筑分区的要求，同一等级分区的科室宜相对集中，高危险区的科室宜相对独立，宜与普通病区和生活区分开。

（3）通风系统应区域化，防止区域间空气交叉污染。

（4）应按照《医务人员手卫生规范》（WS/T 313—2019）的要求，配备合适的手卫生设施。

2. 隔离原则

（1）不同传播途径疾病的隔离与预防，应在标准预防的基础上，根据疾病的不同传播途径，采取相应传播途径的隔离与预防。

（2）隔离病室应有隔离标志，并限制人员出入。黄色为空气传播的隔离，粉色为飞沫传播的隔离，蓝色为接触传播的隔离。

（3）传染病患者或可疑传染病患者应安置在单人隔离房间。

三、经空气传播疾病的隔离与防护

接触经空气传播的疾病，如肺结核等，在标准预防的基础上，还应采用空气传播的隔离与预防。

1. 患者的隔离

（1）将患者安置在负压病房，无负压病房时安置在单间病房；同种病原体感染的患者可安置于同一病室，床间距不小于1.1m；疑似患者一人一间，禁止患者互串病房；无条件收治时，应尽快转送至有条件收治呼吸道传染病的定点医疗机构进行收治，转运过程中注意医务人员的防护。

（2）当患者病情允许时，应正确佩戴医用外科口罩，定期更换；并限制其到病室外活动。

（3）运送患者做各项检查时，应提前通知相关部门做好防护准备。

（4）加强室内通风，保持室内外空气交换，每天定期进行空气消毒。

（5）患者转出、出院或死亡后，应按《医疗机构消毒技术规范》（WS/T 367—2012）的要求进行终末消毒。

2. 医务人员的防护

（1）应严格按照区域流程，在不同的区域，穿戴不同的防护用品，离开时按要求摘脱，并正确处理使用后物品。

（2）进入确诊或可疑传染病患者房间时，应戴帽子、医用防护口罩；进行可能产生喷溅的诊疗操作时，应戴护目镜或防护面罩，穿防护服；当接触患者及其血液、体液、分泌物、排泄物等物质时应戴手套。

四、经飞沫传播疾病的隔离与防护

接触经飞沫传播的疾病，如百日咳、白喉、流行性感冒、流行性腮腺炎、流行性脑脊髓膜炎等，在标准预防的基础上，还应采用飞沫传播的隔离与预防。

1. 患者的隔离

（1）应减少转运。当需要转运时，医务人员应注意防护。

（2）患者病情允许时，应戴外科口罩，并定期更换。应限制患者的活动范围。

（3）患者之间、患者与探视者之间相隔距离在 1m 以上，探视者应戴外科口罩。

（4）加强通风，或进行空气的消毒。

（5）患者转出、出院或死亡后，应按《医疗机构消毒技术规范》（WS/T 367—2012）的要求进行终末消毒。

2. 医务人员的防护

（1）应严格按照区域流程，在不同的区域，穿戴不同的防护用品，离开时按要求摘脱，并正确处理使用后物品。

（2）与患者近距离（1m 内）接触，应戴帽子、医用防护口罩；进行可能产生喷溅的诊疗操作时，应戴护目镜或防护面罩，穿防护服；当接触患者及其血液、体液、分泌物、排泄物等物质时应戴手套。

五、经接触传播疾病的隔离与防护

经接触传播的疾病，如肠道感染、多重耐药菌感染、皮肤感染等，在标准预防的基础上，还应采用接触传播的隔离与预防。

1. 患者的隔离

（1）应限制患者的活动范围。

（2）应减少转运。如需要转运时，应采取有效措施，减少对其他患者、医务人员和环境表面的污染。

（3）患者转出、出院或死亡后，应按《医疗机构消毒技术规范》（WS/T 367—2012）的要求进行终末消毒。

2. 医务人员的防护

（1）接触隔离患者的血液、体液、分泌物、排泄物等物质时应戴手套；离开隔离病室前，接触污染物品后应摘除手套，洗手或手消毒。手上有伤口时应戴双层手套。

（2）进入隔离病室，从事可能污染工作服的操作时，应穿隔离衣；离开病室前，脱下隔离衣，按要求悬挂，每天更换清洗与消毒；或使用一次性隔离衣，用后按医疗废物管理要求进行处置。接触甲类传染病患者应按要求穿脱防护服，离开病室前，脱去防护服，防护服按医疗废物管理要求进行处置。

第三节　环境清洁消毒

一、RICU环境表面清洁与消毒管理制度

1. 不同风险区域实施不同等级的环境清洁与消毒管理。明确清洁与消毒的工作流程、作业时间和频率、使用的清洁剂与消毒剂名称、配置浓度、作用时间及更换频率。

2. 对环境清洁服务人员进行医院感染预防与控制的基本知识与基本技能培训。

3. 遵循先清洁再消毒的原则，采取湿式卫生的清洁方式，根据环境表面和污染程度选择适宜的清洁剂，环境表面不宜采用高水平消毒剂进行日常消毒。无明显污染时采用消毒湿巾进行清洁与消毒；被患者体液、血液、排泄物、分泌物等污染的环境表面，立即进行污点清洁与消毒，先采用可吸附的材料将其清除，再根据污染的病原体特点选用适宜的消毒剂进行消毒，消毒产品的使用按照其使用说明书执行。

4. 清洁病房或诊疗区域时，有序进行，由上而下，由里到外，由轻度污染到重度污染；有多名患者共同居住的病房，遵循清洁单元化操作。

5. 对高频接触、易污染、难清洁与消毒的表面，可采取屏障保护措施，用于屏障保护的覆盖物（如塑料薄膜、铝箔等）实行一人一用一更换。

6. 对精密仪器设备表面进行清洁与消毒时，应参考仪器设备说明书，选择适合的清洁与消毒产品。

7. 当发生感染暴发或环境表面检出多重耐药菌时，应强化清洁与消毒，增加清洁与消毒频率，并根据病原体类型选择消毒剂，开展环境清洁与消毒质量监测。

8. 实施清洁与消毒时做好个人防护，认真执行《医务人员手卫

生规范》（WS/T 313—2009），工作结束时应做好手卫生与人员卫生处理。

9. 根据科室规模配备充足的清洁工具。清洁工具分区使用，颜色标记清楚，可复用清洁工具使用后应及时送洁具处置中心统一处置，干燥保存。

二、RICU 空气净化管理制度

1. 医院层流净化设施机组、集中空调通风系统机组维护由基建处统一管理。

2. 各部门净化设施回风口滤网的清洗，安排专人管理，并记录。

3. 基建处应有专职管理人员遵循层流净化设施和集中空调通风系统设备的使用说明对其进行保养与维护，并建立运行档案，定期检查和记录，部门负责人每周核实签字。档案应当包括以下内容：

（1）卫生学评价报告书。

（2）清洗、消毒及其资料记录。

（3）经常性卫生检查及维护记录。

（4）层流设施和空调故障、事故及其他特殊情况记录。

（5）预防空气传播性疾病应急预案。

4. 层流净化设施的使用部门，应每日监测净化设施运行情况，并记录温度、湿度，发现异常情况及时联系基建处检查维修；对层流净化设施专职管理人员的工作进行指导与监督。

5. 应定期对层流净化设施机组、集中空调通风系统、层流净化设施使用科室回风口滤网的清洗效果进行监测，按时清洗和更换滤网，如发现清洗效果不佳、网眼堵塞等情况，应报上级主管领导，根据情况对主管部门及责任人进行通报。

6. 重症监护病房属Ⅱ类环境，每日通风不少于 2 次，每次不少于 30min，并选用空气消毒机定时进行空气消毒，消毒时间遵循产品使用说明书，通风不良时应安装空气净化装置的集中空调通风系统。

7. Ⅲ类或Ⅳ类环境（如治疗室、换药室）每日进行自然通风或采用集中空调通风系统。

8. 患者出院或死亡应严格终末消毒。

9. 呼吸道隔离留观室、呼吸道传染病收治病区保持良好通风，如使用集中空调通风系统的，应在通风系统安装空气净化消毒装置；负压病房排出空气需经处理，确保对环境无害。

10. 对高危风险科室按医院监测计划开展空气质量监测；洁净重症监护病房根据《医院洁净手术部建筑技术规范》（GB 50333—2013）的要求进行空气质量监测；怀疑医院感染流行、暴发与空气污染有关时应随时进行监测。

11. 空气洁净技术维护与保养要求

（1）空气处理机组、新风机组应定期检查，保持清洁。

（2）新风机组粗效滤网宜 2 天清洁一次；粗效过滤器宜 1～2 个月更换一次；中效过滤器宜 1 周检查一次，3 个月更换一次；亚高效过滤器应每年更换，发现污染和堵塞应及时更换。

（3）末端高效过滤器宜每年检查一次，当阻力超过设计初阻力 160Pa 或已经使用 3 年以上时宜更换。

（4）排风机组中的中效过滤器宜每年更换，发现污染和堵塞应及时更换。

（5）定期检查回风口过滤网，宜每周清洁一次，每年更换一次。如遇特殊污染，及时更换，并用消毒剂擦拭回风口内表面。

12. 空气消毒机的使用与维护

（1）使用中的空气消毒机必须取得卫生监管部门消毒产品卫生许可批件。

（2）应遵循消毒产品卫生许可批件批准的产品使用说明，在规定的空间内正确安装使用。

（3）消毒时必须关闭门窗，进、出风口不应有覆盖、遮挡。

（4）用湿布清洁机器时，须先切断电源。

（5）遵循产品的使用说明定期进行检修、维护并有维护记录。

13. 集中空调通风系统的卫生管理应遵循《公共场所集中空调通风系统卫生规范》（WS 394—2012）。

（1）集中空调通风系统应符合以下基本要求：

① 新风口应当远离建筑物的排风口、开放式冷却塔和其他污染源，并设置防护网和初效过滤器。

② 送风口和回风口应当设置防鼠装备，并定期清洗，保持风口表面清洁。

③ 空调机房内应保持清洁、干燥，严禁存放无关物品。

④ 集中空调通风系统应当具备下列设施：a. 应急关闭回风和新风的装置；b. 控制空调系统分区域运行的装置；c. 空气净化消毒装置；d. 供风管系统清洗、消毒用的可开闭窗口。

⑤ 运行中的集中空调通风系统应每两年对其进行一次预防空气传播性疾病的卫生学评价，评价合格后方可继续运行。

（2）集中空调通风系统应保持清洁、无致病性微生物污染，并按照下列要求定期清洗：

① 开放式冷却塔每年清洗不少于一次。

② 空气过滤网、过滤器和净化器等每六个月检查或更换一次。

③ 空气处理机组、表冷器、加热（湿）器、冷凝水盘等每年清洗一次。

④ 风管系统的清洗应当符合集中空调通风系统清洗规范。

（3）集中空调通风系统清洗方法及清洗效果评价：

① 集中空调风管清洗：采用专用机械清洗设备将风管内的可视污染物有效地输送到捕集装置中，严禁操作人员进入风管内进行人工清洗。风管的清洗工作应分段、分区域进行，在风管清洗工作段与非工作段之间、进行清洗的风管与相连通的室内区域之间应采取有效隔离空气措施。

② 集中空调部件清洗：采用专用工具、器械对部件进行清洗，清洗后的部件应恢复到原来所在位置，可调节部件还应恢复到原来的调节位置。

③ 集中空调冷却塔清洗消毒：定期清洗应当首先将冷却水排空，然后对冷却塔内壁进行彻底清洗，做到表面无污物。当冷却水中检出致病性微生物时，应首先采用高温或化学方法对冷却水和塔壁进行消毒处理，然后将塔内的水排空，并对冷却塔内壁进行彻底清洗。

④ 清洗效果：风管清洗后的积尘量应达到每平方米风管内表面小于 1g，部件清洗后应无残留污染物检出。消毒后的风管内壁细菌

总数、真菌总数的去除率应大于 90％，致病菌不得检出。

⑤ 清洗效果的影像资料：每次清洗前后最好保留清洗前后的照片资料。

14. 空气净化卫生要求

（1）洁净手术室和其他洁净场所（如洁净重症监护病房、洁净骨髓移植病房）空气中的细菌菌落总数应符合《医院洁净手术部建筑技术规范》（GB 50333—2013）的要求。

（2）重症监护病房空气中的细菌菌落总数≤4CFU/（15min·直径 9cm 平皿）。

（3）治疗室、注射室、换药室空气中的细菌菌落总数≤4CFU/（5min·直径 9cm 平皿）。

三、RICU 医用织物管理制度

1. 总务处应派专人负责医用织物洗涤消毒的监督管理，相关工作人员应掌握医用织物洗涤消毒的相关规范及医院感染防控相关知识。

2. 选择社会化洗涤服务机构，应对其资质（包括工商营业执照，并符合商务、环保等有关部门管理规定）、管理制度、医用织物运送、洗涤消毒操作流程等进行审核，定期进行督查。

3. 对社会化洗涤服务机构应进行风险评估，签订协议书，明确双方的职责。

4. 每天对社会化洗涤服务机构清洗后的医用织物进行洗涤消毒质量抽查；每季度对清洁织物进行微生物检测。

5. 医用织物周转库房应相对独立，使用后医用织物接收区域和清洁织物储存区域分开设置，标识清楚。室内通风、干燥、清洁；地面、墙面应平整；有防尘、防蝇、防鼠等设施。

6. 使用后医用织物的暂存时间不应超过 48h；清洁织物存放架或柜应距地面高度 20～25cm，离墙 5～10cm，距天花板＞50cm。清洁织物存放时间过久，如发现有污渍、异味等感官问题应重新洗涤。

7. 医用织物周转库房应建立医用织物分类收集、交接运送、织物储存、环境卫生保洁、工作人员岗位职责及职业防护等相关制度。

8. 对脏污织物和感染性织物进行分类收集，收集时应减少抖动，不可放置于地面。

9. 感染性织物应在患者床边使用"橘红色感染性织物袋"密闭收集，标识清楚。脏污织物采用可重复使用的专用布袋或包装箱（桶）收集，扎带封口，标识清楚，使用后应一用一清洗消毒。

10. 医用织物周转库房和病区暂存场所内使用的专用存放容器应每天清洗，如遇污染随时进行清洁消毒处理。

11. 使用后医用织物和清洁织物的运输工具应专用，不得交叉使用。脏污织物的运输工具应每天清洗消毒；感染性织物的运输工具应一用一清洗消毒。

12. 使用后医用织物每次移交后，应对环境表面、地面进行清洁消毒。

13. 清洁织物储存发放区（间）环境受到污染时应进行清洁消毒。

第四节　多重耐药菌感染预防与控制

一、多重耐药菌相关定义

多重耐药菌（multidrug resistant organism，MDRO）：指对通常敏感的常用的 3 类或 3 类以上抗菌药物同时耐药（不敏感）的细菌。广义多重耐药菌也包括泛耐药菌和全耐药菌。

泛耐药菌：对除 1 种或 2 种（多黏菌素或替加环素）外的所有抗菌药物均耐药（不敏感）的细菌。

全耐药菌：对所有抗菌药物全部耐药（不敏感）的细菌。

二、常见多重耐药菌

1. 耐甲氧西林金黄色葡萄球菌（MRSA）。

2. 产超广谱 β-内酰胺酶（ESBLs）细菌。

3. 耐万古霉素肠球菌（VRE）。

4. 耐碳青霉烯类抗菌药物肠杆菌科细菌（CRE）。

5. 耐碳青霉烯类抗菌药物鲍曼不动杆菌（CR-AB）。

6. 多重耐药/泛耐药铜绿假单胞菌（MDR/PDR-PA）。

三、多重耐药菌的预防控制措施

1. 加强医务人员手卫生管理，制定相关手卫生制度并督促执行，纳入每月的医院感染质量控制检查，切实提高医务人员手卫生的依从性和正确率。

2. 制定相关消毒隔离制度，并督促临床严格执行，具体见下文"多重耐药菌医院感染控制措施"。

3. 加强对医务人员无菌操作技术及规程的管理，特别重点加强对实施中心静脉置管、气管切开、气管插管、留置尿管、放置引流袋等操作的管理。将其内容纳入每月的医院感染质量控制检查。

4. 加强抗菌药物合理应用的管理，配合药学部、医务处等部门对临床使用抗生素进行监管，并重点对外科围手术期抗生素的预防性用药进行监测，强化替加环素、碳青霉烯类抗菌药物临床应用的监督管理，严格落实抗菌药物分级和医师处方权管理要求。

四、多重耐药菌控制的宣传教育

1. 加强对医务人员开展有关多重耐药菌感染及预防控制措施等方面的培训，每年至少2次，要求各临床科室医院感染小组成员必须参加，并做好学习记录，向全科人员传达。

2. 《医院感染通讯》中开设固定专栏，反馈每季度医院的耐药菌监测情况的最新动态、进展。

3. 加强耐药细菌感染控制学组的专业化培训，强化耐药细菌感染控制学组在多重耐药菌感染控制及抗菌药物合理使用方面的宣传教育及引领作用。

4. 定期对多重耐药菌管理制度、控制措施落实情况进行检查。

五、多重耐药协作制度

为进一步加强多重耐药菌管理，降低多重耐药菌在医院的流行，提高医院多重耐药菌预防控制措施执行力度，实现多学科、多部门共同协作管理，医院应制定相关制度，在感染控制委员带领下，成立专门的管理机构——多重耐药菌管理小组，负责医院多重耐药菌管理所有相关事宜：

1. 协调各部门合作管理。成员包括：医务处、感控处、药学部、微生物室、护理部、信息处、各相关临床科室等。

2. 多重耐药菌管理小组每半年至少举行一次联席会议，定期审议医院多重耐药菌管理相关事宜，作出决议。

3. 医务处负责各项多重耐药菌管理干预措施执行的发布工作，协调和督促各方各司其职，完成工作。

4. 感控处负责多重耐药菌监测、制订并监督防控措施的实施，每季度将耐药情况汇总，提出细菌耐药趋势分析。定期将监测及防控情况反馈给多重耐药菌管理小组。

5. 药学部负责针对多重耐药菌的现状，按国家卫生健康委员会要求监测临床抗菌药物的合理使用，定期将监测结果反馈给多重耐药菌管理小组，与感控处、微生物室合作完成定期报告。

6. 微生物室负责多重耐药菌的检出和鉴定，并报告临床科室和感控处，定期向多重耐药菌管理小组及全院公布结果，保证结果的准确性，与感控处、药学部合作完成定期报告。

7. 相关临床科室负责标本的正确采集和送检、多重耐药菌的诊断、登记、监测、防控措施的执行等工作，保证多重耐药菌管理工作的具体实施到位。

8. 信息处负责维护多重耐药菌各项监测及干预措施所需的信息系统，保证信息系统的流畅。

9. 护理部负责配合感控处监督临床各项多重耐药菌防控措施的实施。

10. 多重耐药菌管理小组定期对各临床科室工作进行督查，督查结果在院周会上点评。

六、多重耐药菌医院感染控制措施

当病房内患者出现多重耐药菌感染时，如耐甲氧西林金黄色葡萄球菌（MRSA）感染、产超广谱 β-内酰胺酶（ESBLs）细菌感染、耐万古霉素肠球菌（VRE）感染、耐碳青霉烯类抗菌药物肠杆菌科细菌（CRE）[如产 1 型新德里金属 β-内酰胺酶（NDM-1）或产肺炎克雷伯菌碳青霉烯酶（KPC）的肠杆菌科细菌]感染、耐碳青霉烯类抗菌药物鲍曼不动杆菌（CR-AB）感染、多重耐药/泛耐药铜绿假单胞菌（MDR/PDR-PA）感染。应采取以下隔离控制措施：

1. 严格执行相关多重耐药菌管理制度。

2. 患者的诊疗与隔离

（1）根据实验室细菌培养及药物敏感试验合理选用抗菌药物。

（2）患者安置在单人隔离间，可将同种病原体感染的患者/定植者集中安置于同一房间；无条件实施单间隔离也不具备集中安置条件时应进行床旁隔离，隔离性床单元与非感染患者的床单元之间的距离≥1.5m。

（3）禁止将多重耐药菌感染或者定植患者与留置各种管道、有开放伤口或者免疫功能低下的患者安置在同一房间。

（4）悬挂蓝色隔离标识。

（5）限制患者的活动范围。

（6）尽量减少患者转运、转科、迁床。必须转运时应先通知接诊的科室，采取相应隔离措施。

3. 防护与隔离

（1）医务人员对患者实施诊疗护理操作时，应当将高度疑似或确诊多重耐药菌感染或定植患者安排在最后进行。

（2）科室应配备必要的防护用品，包括口罩、帽子、隔离衣、手套、眼罩或防护面屏。

（3）从事可能污染工作服的操作时，应穿隔离衣；可能发生污染物喷溅时，应戴眼罩或防护面屏。

（4）接触患者的血液、体液、分泌物、排泄物等物质时，应戴手套。

（5）诊疗操作和护理患者前后、离开隔离病室前、接触污染物品后、摘除手套后，必须洗手或手消毒。

（6）限制人员出入。

（7）指导探视者做好个人防护，加强手卫生。

4. 消毒与处置

（1）严格执行无菌操作。医疗器械、体温计、血压计、听诊器等专人专用，并及时消毒处理。不能专用的，用后清洁、消毒或灭菌。

（2）加强环境清洁消毒。室内开窗通风，必要时进行空气消毒，每日 2 次；物体表面（床头柜、床架、门把手等）和地面，用含有效氯 500mg/L 的含氯消毒剂擦拭，每日不少于 2 次。患者出院后终末消毒。

（3）患者产生的生活垃圾及医疗废物应使用双层医疗废物包装袋分层封扎，标识清楚。

（4）使用后的医用织物用"橘红色感染性织物袋"在患者床边密闭收集，标识清楚。

七、多重耐药菌的监测

1. 各科室发现目标多重耐药菌应及时上报，认真填写电子版的《多重耐药菌上报卡》。

2. 感控处、微生物室每季度公布全院及重点科室临床常见分离菌株、药物敏感情况；感控处、微生物室、药学部每半年根据多重耐药菌检出情况、耐药情况、抗菌药物使用情况，进行综合评估、分析，并将结果提交联席会议讨论，指导临床对多重耐药菌的预警、防控及抗菌药物的选择。

3. 临床医护人员、微生物室人员一经发现多重耐药菌有暴发流行的趋势，应按照医院感染突发事件应急预案规定进行报告。

八、监测与解除隔离

患者隔离期间要定期监测多重耐药菌感染情况，并及时反馈至相关临床科室，直至临床感染症状好转/治愈及连续两次培养阴性（间隔至少 1 周）方可解除隔离。

第五节 RICU 常见导管相关感染防控

一、呼吸机相关性肺炎防控

1. 应每天评估使用呼吸机及气管插管的必要性，尽早脱机或拔管。

2. 若无禁忌证应将患者头胸部抬高 30°～45°，并应协助患者翻身拍背及振动排痰。

3. 应使用有消毒作用的口腔含漱液进行口腔护理，每 6～8h 一次。

4. 严格遵循无菌操作原则。

5. 严格执行手卫生。

6. 应保持气管切开部位的清洁、干燥。

7. 建议声门下吸引呼吸道分泌物。

8. 气囊放气或拔出气管插管前应确定气囊上方的分泌物已被清除。

9. 呼吸机管路及配件一人一用一消毒或灭菌，长期使用者应每周更换，有明显分泌物污染时应及时更换；螺纹管冷凝水应及时倾倒，冷凝液收集瓶应处于管道最低位置；湿化罐液体应使用无菌水，应每 24h 更换一次。

10. 正确进行呼吸机及相关配件的消毒，并定期监测呼吸机面板的环境消毒情况；呼吸机外壳及面板应每天清洁消毒 2 次；呼吸机内部管路的消毒按厂家说明书进行。

11. 每天评估镇静药使用的必要性，尽早停用。

二、导管相关血流感染防控

1. 操作人员应穿戴无菌手术衣、一次性工作帽、口罩、无菌手套；严格执行无菌技术操作规程。插管时遵守最大无菌屏障，插管部位应铺大无菌单。

2. 选择合适的穿刺点，成人应首选锁骨下静脉，尽量避免选择股静脉。

3. 使用的医疗器械、医疗用品及各种敷料必须达到灭菌水平，应根据患者病情尽可能使用腔数较小的导管。

4. 严格执行手卫生。

5. 使用卫生行政部门批准的皮肤消毒剂消毒穿刺点皮肤。

6. 患有疖肿、湿疹等皮肤病，患感冒等呼吸道疾病，感染或携带有多重耐药菌的工作人员，在未治愈前不应进行插管操作。

7. 定期更换穿刺点覆盖的无菌纱布敷料，每 2 天更换一次，专用透明/半透明敷料每周更换一次，如出现潮湿、松动、污染时应立即更换。

8. 接触导管接口或更换敷料时，严格执行手卫生，应佩戴无菌手套。

9. 保持输液三通清洁，如有血迹等污染应立即更换。

10. 加强患者的宣教。在沐浴时，注意保护导管，避免淋湿导管。

11. 输液器每日更换，在输血、输入血制品及脂肪乳剂后应及时更换。

12. 怀疑患者发生导管相关感染、患者出现静脉炎、导管故障时，应立即拔管，对导管尖端进行微生物检测，同时送静脉血进行微生物检测。

13. 每日评估留置导管的必要性，尽早拔除导管。

三、导管相关尿路感染防控

1. 操作人员应穿戴工作服、帽子、口罩、无菌手套；严格执行无菌技术操作规程。正确铺无菌巾，避免污染尿道口，保持最大无菌屏障。

2. 使用的医疗器械、医疗用品及各种敷料必须达到灭菌水平。

3. 插管时根据患者年龄、性别、尿道等情况选择大小、材质合适的导尿管。

4. 严格执行手卫生。

5. 插管后正确固定导尿管，导尿管与集尿袋的接口不要轻易脱开，应保持尿液引流系统的通畅性和密闭性，采用连续密闭的尿液引流系统；活动或搬运时夹闭引流管，防止尿液逆流。

6. 不应常规进行膀胱冲洗或灌注。若发生血块堵塞或尿路感染时，可进行膀胱冲洗或灌注。

7. 应保持集尿袋低于膀胱水平，防止反流。

8. 保持会阴部清洁干燥，尤其是尿道口，留置导尿管期间，应每日清洁或冲洗尿道口。

9. 置管时间大于3天者，宜持续夹闭，定时开放。

10. 采集尿标本做微生物检测时，应在导尿管侧面以无菌操作方法针刺抽取尿液，其他目的采集尿标本时应从集尿袋开口采集。

11. 长期留置导尿管宜定期更换，普通导尿管应7～10天更换，特殊类型导尿管应按说明书要求更换。

12. 应严格掌握留置导尿管的指征，每日评估留置导尿管的必要性，尽早拔除导尿管。

第六节　医院感染暴发

一、相关基本概念

1. 医院感染　住院患者在医院内获得的感染，包括在住院期间发生的感染和在医院内获得、出院后发生的感染；但不包括入院前已开始或入院时已处于潜伏期的感染。医院工作人员在医院内获得的感染也属于医院感染。

2. 医院感染暴发　在医疗机构或其科室的患者中，短时间内发生3例以上同种同源感染病例的现象。

3. 疑似医院感染暴发　在医疗机构或其科室的患者中，短时间内出现3例以上临床症候群相似、怀疑有共同感染源的感染病例的现象；或者 3 例以上怀疑有共同感染源或共同感染途径的感染病例的现象。

4. 医院感染聚集　在医疗机构或其科室的患者中，短时间内发生医院感染病例增多，并超过历年散发发病率水平的现象。

5. 医院感染假暴发　疑似医院感染暴发，但通过调查排除暴发，而是由标本污染、实验室错误、监测方法改变等因素导致的同类感染或非感染病例短时间内增多的现象。

二、感染暴发事件分级

1. Ⅰ 级

（1）10 例以上的医院感染暴发。

（2）发生特殊病原体或者新发病原体的医院感染。

（3）可能造成重大公共影响或者严重后果的医院感染。

2. Ⅱ 级

（1）5 例以上医院感染暴发。

（2）由于医院感染暴发直接导致患者死亡。

（3）由于医院感染暴发导致 3 人以上人身损害后果。

3. Ⅲ 级

（1）5 例以上疑似医院感染暴发。

（2）3 例以上医院感染暴发。

三、医院感染暴发报告制度

1. 病房出现 3 例以上临床症状相似、病原体相同的感染病例时，主管医生应立即报告感控处。

2. 出现以下情况时，应立即上报感控处。感控处报告院领导，24h 内报告省卫生健康委。

（1）5 例以上疑似医院感染暴发。

（2）3 例以上医院感染暴发。

3. 经调查证实发生以下情形时，医院在 12h 内报告省卫生健康委、省疾病预防控制中心，省卫生健康委核实后在 24h 内上报国家卫生健康委。

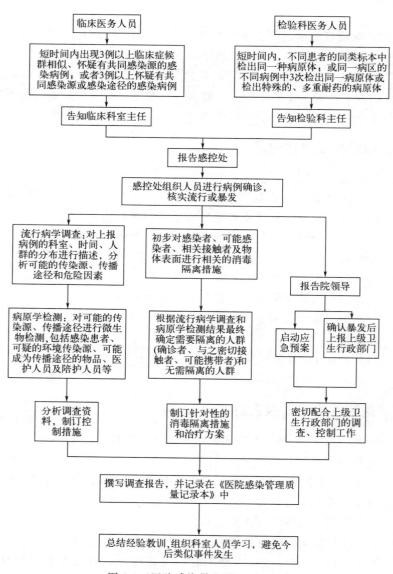

图 5-1　医院感染暴发处置流程图

（1）5 例以上医院感染暴发。

（2）由于医院感染暴发直接导致患者死亡。

（3）由于医院感染暴发导致 3 人以上人身损害后果。

4. 发生以下情形时，按《国家突发公共卫生事件相关信息报告管理工作规范（试行）》的要求，在 2h 内向省卫生健康委及省疾病预防控制中心进行报告。省卫生健康委进行调查，确认发生以下情形的，应当在 2h 内上报至国家卫生健康委：

（1）10 例以上的医院感染暴发。

（2）发生特殊病原体或者新发病原体的医院感染。

（3）可能造成重大公共影响或者严重后果的医院感染。

5. 医院发生的医院感染属于法定传染病的，应当按照《中华人民共和国传染病防治法》和《国家突发公共卫生事件应急预案》的规定进行报告。

四、医院感染暴发处置流程图

医院感染暴发处置流程图见图 5-1。

第七节　医院人员职业暴露

一、定义

感染性病原体职业暴露：医务人员在从事医疗、护理、实验等医疗服务过程中，由于职业关系而发生病原微生物的暴露，从而具有被感染的可能性的情况。

血源性病原体职业暴露：指医务人员以及有关工作人员在从事临床医疗及相关工作的过程中意外被艾滋病、乙型肝炎、丙型肝炎和梅毒等血源性传染病感染者或患者的血液、体液污染了皮肤或者黏膜，或者被含有病原体的血液、体液污染了的针头及其他锐器刺破皮肤，有可能被感染的情况。

二、医务人员职业暴露预防

1. 操作时要保证充足的光线。
2. 建议使用具有安全防护装置的医用器械，以防刺伤。
3. 建议手术中使用容器传递锐器，以免造成医务人员的损伤。
4. 禁止将使用后的一次性针头用双手重新套上针头套。如确需回套，只能单手操作。
5. 禁止用手直接接触使用后的针头、刀片等锐器。
6. 使用后的锐器直接放入耐刺、防渗漏的利器盒内。
7. 处理污物时禁止用手直接抓取及按压污物。

医务人员职业暴露防护流程图见图 5-2。

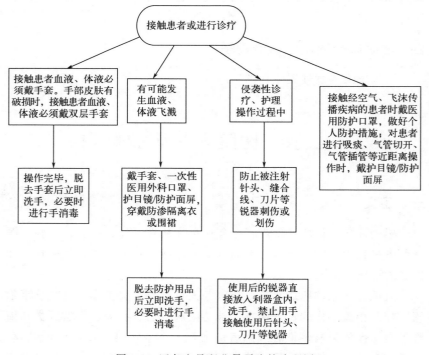

图 5-2　医务人员职业暴露防护流程图

三、医务人员职业暴露后处置

1. 暴露后局部处理

（1）发生感染性病原体职业暴露，遵循先局部处理再上报的原则。

（2）呼吸道、消化道、接触等职业暴露，应根据暴露病种特点，针对性做好处理措施。

2. 血源性病原体职业暴露局部处置措施

（1）受伤后立即用肥皂液和流动水清洗被污染的皮肤，用生理盐水冲洗黏膜。

（2）如有伤口，应当在伤口近心端轻轻挤压，尽可能挤出损伤处的血液，再用肥皂液和流动水进行冲洗；禁止进行伤口的局部按压。

（3）受伤部位的伤口冲洗后，应当用消毒液（如75%酒精或者0.5%碘伏）进行消毒，并包扎伤口。

（4）被暴露的黏膜，应当反复用生理盐水冲洗干净。

3. 报告

（1）医务人员发生锐器损伤后，本人应立即上报科室负责人，并同时上报各自相应的管理处室并备案（如规培护士需上报护理部）。

（2）锐器损伤者应按要求从医院感染系统填写《医务人员职业暴露报告卡》，科室负责人审核、确认后，上报感控处。

4. 评估和处理

（1）感控处接到报告后，应根据实际暴露情况对事件进行评估，采取处置措施。

（2）根据暴露源的 HbsAg、抗-HCV、HIV 初筛试验、TPPA 及 RPR 结果判断可能暴露的病原体，如无相关结果，遵循患者同意后，主管医生应立即开出相关项目的检查单。

（3）根据暴露源的相关检查结果，确认可能暴露的病原体，按照不同的病原体进行相应的处置。

① 发生呼吸道、消化道、接触等职业暴露后，可联合医务处、护理部、工会等相关职能部门共同做好职工预防性用药、安置、治疗等工作。

② 血源性病原体职业暴露

a. HBV 暴露：发生 HBV 暴露后应立即检测乙肝六项，3～6 个月后复查。如接种过乙型肝炎疫苗，且已知抗-HBs 阳性（抗-HBs≥10mIU/mL）者，可不进行处理。如未接种过乙型肝炎疫苗，或虽接种过乙型肝炎疫苗，但抗-HBs＜10mIU/mL 或抗-HBs 水平不详者，应立即注射乙肝免疫球蛋白（HBIG）200～400IU，同时在不同部位接种 1 针乙型肝炎疫苗（20μg），于 1 个月和 6 个月后分别接种第 2 针和第 3 针乙型肝炎疫苗（20μg），并到医院感染性疾病门诊就诊。

b. HCV 暴露：发生 HCV 暴露后应立即采集血标本进行抗-HCV 检测。如果为阴性，暴露后 3 个月、6 个月检测抗体和肝功能，发现异常及时进行治疗，并到医院感染性疾病门诊就诊。

c. HIV 暴露：发生 HIV 暴露后应立即采集血标本进行抗体检测；工作日暴露者至传染病医院免疫门诊咨询、评估、预防性用药；节假日及休息日至传染病医院住院部感染与免疫科进行咨询、评估、预防性用药；在发生 HIV 暴露后尽可能在最短的时间内（尽可能在 2h 内）进行预防性用药，最好不超过 24h，但即使超过 24h，也建议实施预防性用药；暴露后 4 周、8 周、12 周和 6 个月后检测 HIV 抗体。

d. 梅毒暴露：发生梅毒暴露后应立即采集血标本进行 TPPA、RPR 检测。对患者采集血标本进行 RPR 检测，如果患者 RPR 阳性，暴露者可进行预防性治疗，暴露后 6 周、3 个月复查 TPPA、RPR，并到医院皮肤科门诊就诊。

e. 暴露源无法确认：立即给锐器损伤者开具全套检查，包括乙肝六项、抗-HCV、艾滋病初筛试验、TPPA 及 RPR；对锐器损伤者进行观察、随访，并于暴露后 1 个月、3 个月、6 个月，复查相关检查。

医务人员血源性病原体职业暴露处理流程图见图 5-3。

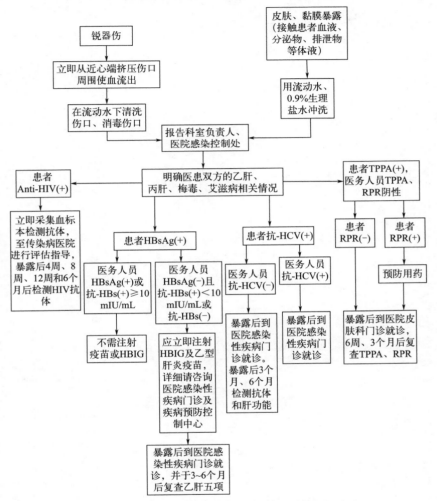

图 5-3　医务人员血源性病原体职业暴露处理流程图

第六章

集束化护理

第一节　集束化护理概述

一、集束化护理的概念

集束化护理是集合一系列有循证基础的治疗和护理措施，来处理临床某种难治的病症，将已循证的护理措施捆绑成一个集束，在同一环境内被实施且一次性完成。集束化管理的各个元素和要素都是经过临床实践证实能够对患者的结局进行改善的，每个元素和要素的一起实施相对于单独去执行更能提高患者的结局。集束化管理的构建，使护理服务的内容规范化，并优化护理服务，让护理人员做到工作更有计划及预见性，这样能有效地提高对护理措施行为的依从性和可行性，对促进患者的康复、改善其预后有非常积极的作用。

集束化护理目的：帮助医务人员为患者提供尽可能优化的医疗护理服务和护理结局。

查检要求：30 例/季度或按实际例数查检。

二、集束化护理的内容

1. 预防住院患者压力性损伤集束化护理。
2. 预防呼吸机相关性肺炎集束化护理。
3. 预防气管插管非计划性拔管集束化护理。
4. 预防胃肠管非计划性拔管集束化护理。
5. 预防导管相关尿路感染集束化护理。
6. 预防尿管非计划性拔管集束化护理。
7. 预防导管相关血流感染集束化护理。
8. 预防中心静脉导管非计划性拔管集束化护理。
9. 预防下肢深静脉血栓形成集束化护理。

第二节 预防住院患者压力性损伤集束化护理

一、概述

（一）压力性损伤的定义

美国国家压疮咨询委员会（NPUAP）于 2016 年 4 月公布了一项术语更改声明：将"压力性溃疡"（pressure ulcer）更改为"压力性损伤"（pressure injury），并且更新了压力性损伤的分期系统。压力性损伤俗称为"压疮"，是指骨隆突处皮肤或皮下软组织的局部损伤，通常与骨隆突处和/或与医源性设备有关，是由强烈和/或长期存在的压力或压力联合剪切力导致的，表现为完整皮肤的破损或呈现开放性的溃疡，或伴有疼痛感。

（二）压力性损伤的分期（四期两个状态）

1. 1 期压力性损伤 皮肤完整，出现指压不变白的红斑。

2. 2 期压力性损伤 部分皮层缺损伴真皮层外露。

3. 3 期压力性损伤 全层皮肤缺损。

4. 4 期压力性损伤 全层皮肤和组织缺损。

5. 不可分期的压力性损伤 损伤程度不明的全层皮肤和组织缺损。

6. 深部组织压力性损伤 持续存在指压不变白的深红色、栗色或紫色皮肤改变。

压力性损伤患者实施护理管理中应用集束化护理，可降低压力性损伤的发生率，减轻压力性损伤的程度，延缓压力性损伤的出现时间，具有较好的临床效果。

二、预防住院患者压力性损伤集束化护理核查

预防住院患者压力性损伤集束化护理核查见表 6-1。

表 6-1　预防住院患者压力性损伤集束化护理核查表

预防住院患者压力性损伤集束化护理核查表（　　科）　　　　核查日期：			评价结果			
查检项目		评价方法	床号/患者性别/患者姓名/住院号	床号/患者性别/患者姓名/住院号	床号/患者性别/患者姓名/住院号	床号/患者性别/患者姓名/住院号
有预防压力性损伤的制度流程		查看文件				
采用压疮风险评估量表识别有风险的患者		查看记录				
每班皮肤检查，尤其是受压区域						
至少每 2h 翻身一次						
做好失禁和潮湿管理	使用 pH 弱酸性/中性清洗液	现场查看				
	皮肤清洁、干燥					
	使用皮肤屏障产品					
对于有风险的患者使用减压或压力再分布器材						
加强营养支持	个体化营养指导	查看记录				
	定期监测营养指标					

第三节　预防呼吸机相关性肺炎集束化护理

一、概述

呼吸机相关性肺炎（VAP）是指经气管或气管切开并行机械通气 48h 后至撤机拔管后 48h 内所发生的肺炎。在 ICU 此病的发病率为 9%～27%，病死率 20%～50%，抗菌药应用不当及多重耐药菌感染的病例病死率高达 70%。因此，加强对 VAP 的预防护理显得尤为重要。从具体的临床实践来看，有针对性地对呼吸机相关性肺炎患者进行呼吸机集束干预策略，具备良好的临床效果。该种方法切实可行，临床效果显著，可以有效预防 VAP 的发生，提高生存率，减少呼吸机使用时间，从而缩短住院时间。

二、预防呼吸机相关性肺炎集束化护理核查

预防呼吸机相关性肺炎集束化护理核查见表 6-2。

表 6-2　预防呼吸机相关性肺炎集束化护理核查表

预防呼吸机相关性肺炎集束化护理核查表（　　科）		核查日期：			
查检项目	评价方法	评价结果			
		床号/患者性别/患者姓名/住院号	床号/患者性别/患者姓名/住院号	床号/患者性别/患者姓名/住院号	床号/患者性别/患者姓名/住院号
置入时间	查看记录				
置管类型(经口气管插管/经鼻气管插管/气管切开插管)	现场查看				

有气管插管/气管切开插管维护操作流程	查看文件				
每日评估患者是否可拔管,及早移除不必要的导管	查看记录				
根据病情唤醒使用镇静剂的患者					
若无禁忌证,抬高床头(30°~45°)					
控制细菌定植	每日进行口腔护理和使用0.12%~0.2%氯己定漱口水以抑制牙菌斑	现场查看				
	对预计通气时间>72h的患者常规行声门下分泌物吸引					
	气囊压力保持在25~30cmH₂O					
	限制H₂受体拮抗剂和抗酸剂使用	查看医嘱				
进行吸痰等与气道相关的操作时严格遵循无菌操作原则	现场查看				
严格执行手卫生					

第四节 预防气管插管非计划性拔管集束化护理

一、概述

气管插管非计划性拔管是由多种原因引起的导管脱落或未经医护

人员同意拔除导管，其属于 ICU 气管插管患者的常见危险事件。ICU 患者病情危重，一旦出现气管插管非计划性拔管可导致其呼吸、循环紊乱，延长机械通气与住院时间，甚至引起不可逆低氧、呼吸道损伤等情况，威胁患者生命安全，导致医疗纠纷。因此，如何降低气管插管非计划性拔管发生率，保证机械通气顺利实施，对促进患者康复，减少医疗纠纷尤为重要。集束化护理将一系列经循证学理论证实的护理操作整合，使患者在住院期间获得最佳护理服务。

二、预防气管插管非计划性拔管集束化护理核查

预防气管插管非计划性拔管集束化护理核查见表 6-3。

表 6-3　预防气管插管非计划拔管集束化护理核查表

预防气管插管非计划拔管集束化护理核查表（　　　科）　　　　　核查日期：					
查检项目	评价方法	评价结果			
		床号/患者性别/患者姓名/住院号	床号/患者性别/患者姓名/住院号	床号/患者性别/患者姓名/住院号	床号/患者性别/患者姓名/住院号
置入时间	查看记录				
置管类型（经口气管插管/经鼻气管插管/气管切开插管）	现场查看				
有气管插管/气管切开插管维护操作流程	查看文件				
每日评估患者是否可拔管，及早移除不必要的导管	查看记录				
气管插管固定正确	现场查看				
有镇静、镇痛评分	查看记录				
镇静、镇痛充分					
根据病情暂停镇静，观察患者的意识情况以评估拔管的可行性	现场查看				

每日至少执行一次气管内管固定和固定部位皮肤清洁,而且需 2 位护理人员一同执行	现场查看			
每班检查插管深度及气囊压力并记录,固定位置正确,压力适宜	查看记录			

附: 镇静、镇痛评分及 GCS 评分

Richmond 躁动镇静评分（RASS）见表 6-4。

表 6-4　Richmond 躁动镇静评分 (RASS)

评分	术语	描述
+4	有攻击性	有明显的暴力行为,对工作人员有威胁
+3	非常躁动	试着拔出呼吸管、胃管或静脉点滴管
+2	躁动焦虑	身体无意义地频繁移动,无法配合呼吸机
+1	不安焦虑	焦虑紧张但身体只有轻微移动
0	清醒平静	清醒自然状态
−1	昏昏欲睡	没有完全清醒,但可声音唤醒并维持清醒(睁眼且有眼神交流)>10s
−2	轻度镇静	声音唤醒后短暂维持清醒(<10s)
−3	中度镇静	对声音有反应或睁眼(但无眼神交流)
−4	重度镇静	对物理刺激有反应或睁眼
−5	昏迷	对声音和物理刺激均无反应

　注: 如 RASS 评分是−4 或−5,暂停评估,过一会再评估。如果 RASS 评分在−4 以上（−3 到＋4）,继续做谵妄评估——ICU 患者意识模糊评估单。

重症监护疼痛观察工具（CPOT）见表 6-5。

表 6-5　重症监护疼痛观察工具（CPOT）

指标	描述	状态	评分
面部表情	未观察到肌肉紧张	自然、放松	0
	表现出皱眉、眉毛放低、眼眶紧绷和提肌收缩	紧张	1
	以上所有面部变化加上眼睑轻度闭合	扮鬼脸	2
体动	不动（并不表示不存在疼痛）	无体动	0
	缓慢谨慎地运动,碰触或抚摸疼痛部位,通过运动寻求关注	保护性体动	1
	拉拽管道,试图坐起来,运动肢体/猛烈摆动,不听从指挥,攻击工作人员	烦躁不安	2
肌肉紧张（通过被动弯曲和伸展上肢来评估）	对被动运动不做抵抗	放松	0
	对被动运动做抵抗	紧张和肌肉僵硬	1
	对被动运动剧烈抵抗,无法将其完成	非常紧张或僵硬	2
对呼吸机的顺应性	无警报发生,舒适地接受机械通气	耐受呼吸机或机械通气	0
	警报自动停止	咳嗽但是耐受	1
	不同步,机械通气阻断,频繁报警	对抗呼吸机	2
或发声（拔管后的患者）	用正常腔调讲话或不发声	正常腔调讲话或不发声	0
	叹息,呻吟	叹息,呻吟	1
	喊叫,哭泣	喊叫,哭泣	2
总分范围			0～8

注：2 分以上说明有疼痛。

GSC 评分参见第四章表 4-3。

三、气管插管非计划性拔管的处理流程

气管插管非计划性拔管处理流程图见图 6-1。

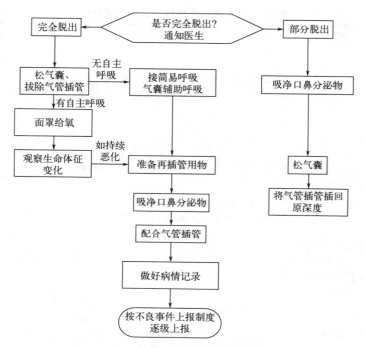

图 6-1　气管插管非计划性拔管的处理流程图

注：气管插管脱出判断标准：①脱出长度≥6～8cm；②呼吸机流速-时间曲线
呼气流速显著下降；③脉搏氧饱和度明显下降

第五节　预防胃肠管非计划性
拔管集束化护理

一、概述

胃肠管非计划性拔管是指患者在未经护理人员同意的情况下，自行拔除插管或者是由于护理人员未对插管实施合理的操作而导致其滑落、脱落。临床上胃肠管非计划性拔管概率最高，可能导致吻合口瘘，增加感染、营养不良、误吸等风险，严重时可危及生命。胃肠管滑落、脱落、重置，势必会增加并发症发生的风险，甚至导致患者的病情加重，延长患者住院诊疗时间，也增加了医疗成本，还有可能引发护患纠纷。因此，有效预防胃肠管非计划性拔管有非常重要的意义，集束化护理干预提高了患者及家属胃肠管留置护理依从性，降低了非计划性拔管不良事件，值得推广应用。

二、预防胃肠管非计划性拔管集束化护理核查

预防胃肠管非计划性拔管集束化护理核查见表 6-6。

表 6-6　预防胃肠管非计划性拔管集束化护理核查表

预防胃肠管非计划性拔管集束化护理核查表（　　科）		核查日期：			
查检项目	评价方法	评价结果			
		床号/患者性别/患者姓名/住院号	床号/患者性别/患者姓名/住院号	床号/患者性别/患者姓名/住院号	床号/患者性别/患者姓名/住院号
置入时间	查看记录				
置管材质					
合理约束,合理使用镇静剂					
每班检查外露刻度					
每日评估患者是否可拔管,及早移除不必要的导管					
胃肠管固定正确,脱落及时更换	现场查看				
每班清洁胃肠管周围皮肤					

三、胃肠管非计划性拔管的处理流程

胃肠管非计划性拔管处理流程图见图 6-2。

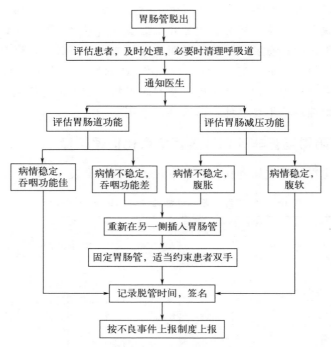

图 6-2　胃肠管非计划性拔管处理流程图

第六节　预防导管相关尿路感染集束化护理

一、概述

导管相关尿路感染是指患者留置尿管后或拔除尿管 48h 内发生的泌尿系统感染。留置尿管被广泛应用于泌尿系统疾病、手术患者或重症监护患者，留置尿管属于侵入性操作，极易发生导管相关尿路感染，导致基础病情加重，增加治疗难度。集束化护理中规范无菌操作、及时更换导管、合理控制置管长度等措施，能够保持导管顺畅，缩短留置尿管患者导管留置时间，能有效预防导管相关尿路感染，改善患者心理状态，并提高患者护理满意度，促进患者尽早康复。

二、预防导管相关尿路感染尿管置入集束化护理核查

预防导管相关尿路感染尿管置入集束化护理核查见表 6-7。

表 6-7　预防导管相关尿路感染尿管置入集束化护理核查表

预防导管相关尿路感染尿管置入集束化护理核查表（　　科）　　　　核查日期：		评价方法	评价结果			
查检项目		评价方法	床号/患者性别/患者姓名/住院号	床号/患者性别/患者姓名/住院号	床号/患者性别/患者姓名/住院号	床号/患者性别/患者姓名/住院号
置入时间		查看记录				
有尿管置入流程		查看文件				
严格执行手卫生		现场查看				
清洁会阴部						
消毒方式正确						
满足治疗条件下,选用最小管径尿管						
无菌技术置入尿管	佩戴无菌手套					
	铺无菌洞巾					
	充分消毒尿道口					
	使用无菌单包装润滑剂					
	操作过程无污染					
无菌技术连接尿管及集尿袋						
尿管固定正确						
维持无菌、密闭的引流系统						

三、预防导管相关尿路感染尿管日常维护集束化护理核查

预防导管相关尿路感染尿管日常维护集束化护理核查见表 6-8。

表 6-8　预防导管相关尿路感染尿管日常维护集束化护理核查表

预防导管相关尿路感染尿管日常维护集束化护理核查表（　　　科）　　　核查日期：					
查检项目	评价方法	评价结果			
		床号/ 患者性别/ 患者姓名/ 住院号	床号/ 患者性别/ 患者姓名/ 住院号	床号/ 患者性别/ 患者姓名/ 住院号	床号/ 患者性别/ 患者姓名/ 住院号
置入时间	查看记录				
有尿管维护流程	查看文件				
每日评估是否需要及早移除尿管	查看记录				
严格执行手卫生	现场查看				
维持密闭、无菌且通畅的引流系统					
集尿袋维持在膀胱以下的位置且未置于地上					
尿量不超过集尿袋 3/4					
导管固定正确					
每日至少一次清洁会阴部、尿道口和尿管					

第七节　预防尿管非计划性拔管集束化护理

一、概述

尿管非计划性拔管，又称意外拔管，是指患者有意造成或任何意外

所致的拔管，包括各种原因导致的尿管滑脱，因尿管质量问题或尿管堵塞等情况需要提前拔除尿管，也包括医护人员操作不当所致尿管脱出等。尿管非计划性拔管可能造成患者尿道损伤，甚至出血，出现尿潴留或尿液渗漏导致周围组织感染，增加患者痛苦；不能准确记录尿量会影响诊断及治疗；延长住院时间；增加费用。尿管非计划性拔管的原因不是独立存在的，而是各个风险因素贯穿于各个环节综合改变所致，采取集束化护理，是保证患者置管安全、避免拔管事件发生的有效手段。

二、预防尿管非计划性拔管集束化护理核查

预防尿管非计划性拔管集束化护理核查见表 6-9。

表 6-9　预防尿管非计划性拔管集束化护理核查表

预防尿管非计划性拔管集束化护理核查表（　　科）		核查日期：			
查检项目	评价方法	评价结果			
		床号/ 患者性别/ 患者姓名/ 住院号	床号/ 患者性别/ 患者姓名/ 住院号	床号/ 患者性别/ 患者姓名/ 住院号	床号/ 患者性别/ 患者姓名/ 住院号
置入时间	查看记录				
置管材质					
合理使用镇静药物					
有尿管维护操作流程	查看文件				
每日评估患者是否可拔管，及早移除不必要的导管	查看记录				
尿管固定正确	现场查看				
合理约束					
清洁会阴,尿道口消毒,每日2次					
观察患者的意识情况以评估拔管的可行性	查看记录				
每班检查会阴部皮肤,固定位置正确,压力适宜					

三、尿管非计划性拔管的处理流程

尿管非计划性拔管处理流程图见图 6-3。

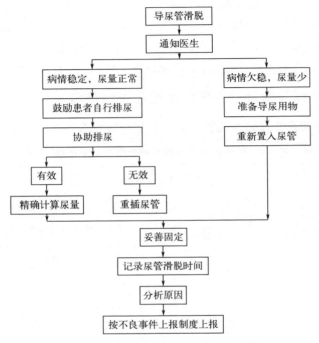

图 6-3　尿管非计划性拔管处理流程图

第八节　预防导管相关血流感染集束化护理

一、概述

导管相关血流感染（CRBSI）是指留置血管内导管期间或拔除血管内导管 48h 内发生的原发性，且与其他部位存在的感染无关的血流感染。引起 CRBSI 的相关因素主要有操作者的手消毒不严格、导管材料、留置部位，还与患者自身皮肤污染、免疫力低下等相关。相较于常规护理模式时患者多出现各种不良事件，采用集束化护理模式时护理人员针对该情况采取相应的预防措施，不仅可有效减少发生不良事件，使患者留置导管期间安全舒适，且避免了处理不良事件时间的延误，从而间接缩短导管留置时间及住院时间。

二、预防中心静脉导管相关血流感染导管置入集束化护理

预防中心静脉导管相关血流感染导管置入集束化护理核查见表 6-10。

表 6-10　预防中心静脉导管相关血流感染导管置入集束化护理核查表

预防中心静脉导管相关血流感染导管置入集束化护理核查表（　　科）　核查日期：						
查检项目		评价方法	评价结果			
			床号/患者性别/患者姓名/住院号	床号/患者性别/患者姓名/住院号	床号/患者性别/患者姓名/住院号	床号/患者性别/患者姓名/住院号
置入时间		查看记录				
置管部位（锁骨下静脉/颈内静脉/股静脉/其他）若选择股静脉,注明原因		现场查看				
有中心静脉导管置入流程		查看文件				
严格执行手卫生		现场查看				
选择正确消毒剂进行皮肤消毒		查看记录				
最大化无菌屏障	医生:①口罩;②圆帽;③无菌隔离衣;④无菌手套	现场查看				
	护士:①口罩;②圆帽;③无菌隔离衣;④无菌手套					
	患者:无菌铺巾从头到脚全身覆盖					
使用无菌敷料覆盖穿刺部位						

三、预防中心静脉导管相关血流感染导管日常维护集束化护理

预防中心静脉导管相关血流感染导管日常维护集束化护理核查见表 6-11。

表 6-11　预防中心静脉导管相关血流感染导管日常维护集束化护理核查表

预防中心静脉导管相关血流感染导管日常维护集束化护理核查表（　　科）　核查日期：					
查检项目	评价方法	评价结果			
		床号/ 患者性别/ 患者姓名/ 住院号	床号/ 患者性别/ 患者姓名/ 住院号	床号/ 患者性别/ 患者姓名/ 住院号	床号/ 患者性别/ 患者姓名/ 住院号
置入时间	查看记录				
有中心静脉导管维护流程	查看文件				
严格执行手卫生	现场查看				
每日评估留置导管的必要性	查看记录				
每日观察穿刺点及周围皮肤完整性	现场查看				
使用无菌敷料覆盖穿刺部位					
检查敷料有无污染、潮湿或脱落					
使用正确消毒剂进行皮肤消毒					
更换敷料时,严格执行无菌技术					
接触/连接无针接头前用酒精棉片擦拭消毒接头 10～15s					

四、预防 PICC 相关血流感染导管置入集束化护理

预防 PICC 相关血流感染导管置入集束化护理核查见表 6-12。

表 6-12　预防 PICC 相关血流感染导管置入集束化护理核查表

预防 PICC 相关血流感染导管置入集束化护理核查表（　　科）　　　　核查日期：						
查检项目		评价方法	评价结果			
			床号/患者性别/患者姓名/住院号	床号/患者性别/患者姓名/住院号	床号/患者性别/患者姓名/住院号	床号/患者性别/患者姓名/住院号
置入时间		查看记录				
置管部位（贵要静脉/肘正中静脉/头静脉/肱静脉/颈外静脉/大隐静脉/颞浅静脉/耳后静脉）		现场查看				
有 PICC 置入流程		查看文件				
置管前执行手卫生		现场查看				
选择正确消毒剂进行皮肤消毒		查看记录				
最大化无菌屏障	医生：①口罩；②圆帽③无菌隔离衣；④无菌手套	现场查看				
	护士：①口罩；②圆帽③无菌隔离衣；④无菌手套					
	患者：无菌铺巾从头到脚全身覆盖					
使用无菌敷料覆盖穿刺部位						

五、预防 PICC 相关血流感染导管日常维护集束化护理

预防 PICC 相关血流感染导管日常维护集束化护理核查见表 6-13。

表 6-13　预防 PICC 相关血流感染导管日常维护集束化护理核查表

查检项目	评价方法	评价结果			
预防 PICC 相关血流感染导管日常维护集束化护理核查表(　科)　核查日期:					
		床号/ 患者性别/ 患者姓名/ 住院号	床号/ 患者性别/ 患者姓名/ 住院号	床号/ 患者性别/ 患者姓名/ 住院号	床号/ 患者性别/ 患者姓名/ 住院号
置入时间	查看记录				
有 PICC 维护流程	查看文件				
每日评估留置导管的必要性	查看记录				
严格执行手卫生	现场查看				
每日观察穿刺点及周围皮肤完整性					
使用无菌敷料覆盖穿刺部位					
检查敷料有无污染、潮湿或脱落					
使用正确消毒剂进行皮肤消毒					
更换敷料时,严格执行无菌技术					
接触/连接无针接头前用酒精棉片擦拭消毒接头 10～15s					

第九节　预防中心静脉导管非计划性拔管集束化护理

一、概述

中心静脉导管置管是通过锁骨下静脉、颈内静脉与股静脉等部位行导管穿刺,沿着血管到达腔静脉的插管,其广泛应用于输注化疗药物、营养支持、输血、测定中心静脉压以及补液中。但由于置入导管后存在护理不当情况，容易引起血栓、导管堵塞及感染等事件，继而造成非计划拔管，对后期康复十分不利。实施集束化护理干预对策，使护士更加准确地观察置管静脉的情况、管路情况以及穿刺点的状态；规范的护理及检查操作可以预防导管相关血流感染和药物性堵管的发生；细致的临床观察和准确的血管监测能够有效预防和应对机械性静脉炎、血栓等并发症。通过干预延长了导管留置时间，减少了非计划性拔管的发生。

二、预防中心静脉导管非计划性拔管集束化护理核查

预防中心静脉导管非计划性拔管集束化护理核查见表 6-14。

表 6-14　预防中心静脉导管非计划性拔管集束化护理核查表

预防中心静脉导管非计划性拔管集束化护理核查表（　　科）　　　核查日期：					
查检项目	评价方法	评价结果			
		床号/患者性别/患者姓名/住院号	床号/患者性别/患者姓名/住院号	床号/患者性别/患者姓名/住院号	床号/患者性别/患者姓名/住院号
置入时间	查看记录				
置管类型					
导管换药时间					
有中心静脉导管维护操作流程	查看文件				
每日评估患者是否可拔管，及早移除不必要的导管	查看记录				
有镇静、镇痛评分					
有专人维护	现场查看				
中心静脉导管固定正确					
根据病情评估拔管的可行性					
规范冲封管					
每班检查置管深度并记录，固定位置正确	查看记录				

三、中心静脉导管非计划性拔管的处理流程

中心静脉导管非计划性拔管处理流程图见图 6-4。

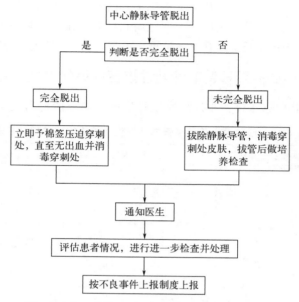

图 6-4 中心静脉导管非计划性拔管处理流程图

第十节 预防下肢深静脉血栓形成集束化护理

一、概述

深静脉血栓形成 (deep venous thrombosis, DVT) 是指血液在深静脉内不正常凝结引起的静脉回流障碍性疾病，常发生于下肢。患者因血液回流受阻，出现下肢肿胀、疼痛、功能障碍，血栓脱落可引起肺栓塞 (pulmonary embolism, PE)，导致气体交换障碍、肺动脉

高压、右心功能不全，严重者出现呼吸困难、休克甚至死亡。集束化护理通过对患者进行全面评估，以患者为中心，制订个性化护理方案，全程跟踪检测患者病情变化，及时发现下肢深静脉血栓形成的风险因素，减少并发症，保护患者生命安全。

二、预防下肢深静脉血栓形成集束化护理核查

预防下肢深静脉血栓形成集束化护理核查见表 6-15。

表 6-15　预防下肢深静脉血栓形成集束化护理核查表

预防下肢深静脉血栓形成集束化护理核查表(　　科)		核查日期:			
查检项目	评价方法	评价结果			
		床号/患者性别/患者姓名/住院号	床号/患者性别/患者姓名/住院号	床号/患者性别/患者姓名/住院号	床号/患者性别/患者姓名/住院号
有住院患者预防下肢深静脉血栓形成的制度流程	查看文件				
采用风险评估表识别有风险的患者	查看记录				
根据量表评估结果,进行动态的评估					
对高危患者进行健康知识宣教,内容包括发病因素、预防措施和注意事项	现场查看				
指导长期卧床或术后患者进行深呼吸					
指导长期卧床或术后患者进行肢体功能锻炼					
遵医嘱使用机械辅助预防时,做好相应的指导					
遵医嘱采取药物预防时,注意观察患者疗效及不良反应	查看记录				

附：风险评估表

下肢深静脉血栓形成风险评估可用 Padua 评分表（内科适用）和 Caprini 评分表（外科适用），分别见表 6-16 和表 6-17。

表 6-16　Padua 评分表（内科适用）

分值	危险因素	评分细则
3 分	活动性恶性肿瘤(患者先前有局部或远处转移和/或在近 6 个月内接受过放疗和/或化疗)	排除无抗肿瘤治疗 5 年以上已治愈的恶性肿瘤,但包括新发现的恶性肿瘤
	既往静脉血栓栓塞(VTE)病史	不包含浅表性静脉血栓,但包括新发现的深静脉血栓,如住院期间发生的肌间静脉血栓等
	患者因身体原因或遵医嘱需卧床休息至少 72h	卧床≥72h,持续步行<30 步
	已知的易栓症[遗传性抗凝血酶缺乏症、遗传性蛋白 C 或 S 缺乏症、因子 V Leiden 突变、凝血酶原 G20210A 突变、抗磷脂综合征]	化验指标
2 分	近期(1 个月内)有创伤和/或手术	有创的检查、治疗,如 PICC、中心静脉导管置入,介入检查治疗等。如果入院时无有创操作,属内科患者,按 Padua 评分表评估;入院后进行了有创操作,则转为 Caprini 评分表评估
1 分	老年(≥70 岁)	根据患者实际情况填写
	心力衰竭和/或呼吸衰竭	心力衰竭是指心功能Ⅲ级或Ⅳ级 呼吸衰竭是指在海平面、静息状态、呼吸空气条件下,并排除心内解剖分流和原发于心排血量降低等因素,动脉血氧分压(PaO_2)<60mmHg,伴或不伴二氧化碳分压($PaCO_2$)>50mmHg
	急性心肌梗死或缺血性卒中	1 个月以内
	急性感染和(或)风湿性疾病	重症感染或感染中毒症
	肥胖(BMI≥30kg/m²)	BMI=体重(kg)/身高²(m²)
	目前正在接受激素治疗	指需要接受雌激素或孕激素替代治疗或免疫系统疾病长期治疗。一般激素治疗不在评分范围内

注：Padua 评分,总分 20 分,评分>4 分为 VTE 高危患者,评分<4 分为 VTE 低危患者。

表 6-17　Caprini 评分表（外科适用）

1 分	2 分	3 分	5 分
年龄 41～60 岁	年龄 61～74 岁	年龄≥75 岁	卒中(1 个月内)
小手术	关节镜手术	VTE 病史	择期关节置换术
BMI>25kg/m^2	大的开放手术（＞45min）	VTE 家族史	髋、骨盆或腿骨折
腿肿胀	腹腔镜手术（＞45min）	因子 V Leiden 突变	急性脊髓损伤(1 个月内)
静脉曲张	恶性肿瘤	凝血酶原 G20210A 突变	
妊娠或产后	卧病在床>72h	狼疮抗凝物阳性	
有不明原因的流产史或习惯性流产史	石膏固定	抗心磷脂抗体阳性	
口服避孕药或激素替代疗法	中心静脉通路	血清同型半胱氨酸升高	
脓毒症(1 个月内)		肝素诱导的血小板减少症	
严重肺病,包括肺炎(1 个月内)		其他的先天性或获得性血栓疾病	
肺功能异常			
急性心肌梗死			
充血性心力衰竭(1 个月内)			
肠道炎性疾病史			
需卧床休息的内科患者			

注：Caprini 评分根据不同的风险具有 1、2、3、5 分项，每项评分可累加。根据分值评估 VTE 风险为：极低危（0 分）、低危（1～2 分）、中危（3～4 分）、高危（＞5 分）。

三、VTE 预防管理流程

VTE 预防管理流程图见图 6-5。

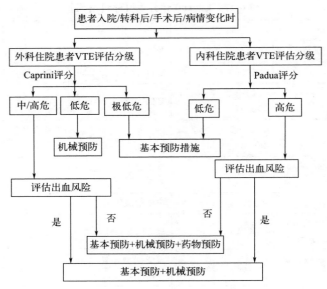

图 6-5 VTE 预防管理流程图

第七章

信息化建设与管理

第一节　RICU 信息化建设的必要性

《全国医疗卫生服务体系规划纲要（2015—2020 年）》中明确提出，开展健康中国云服务计划，积极应用移动互联网、物联网、云计算、可穿戴设备等新技术，推动惠及全民的健康信息服务和智慧医疗服务，推动健康大数据的应用，逐步转变服务模式，提高服务能力和管理水平。医疗信息化建设是 21 世纪医学发展的重要内容，护理信息化作为其中一个重要分支，日益受到关注。在科技水平不断提升的当今时代，信息化管理具有不可替代的优势，在医院的管理过程中发挥着极大的作用。科室信息平台作为科室信息化建设的基础，不仅是为了科室各应用系统的互联互通、资源共享，同时基于组件的设计，可以支持快速、流畅、高效地构建新的应用系统，通过开展信息化管理，有利于提升科室患者信息的精确性与规范性，有利于提升科室内部管理的工作水平，加强人员之间的交流与沟通，实现数据信息的共享，以此提升科室的工作效率，降低建设成本，保障系统质量，促进医院信息化建设的健康、可持续发展。因此，科室必须重视信息化建设，将科室信息管理结合医院的发展情况进行升级与完善，才能够符合当今时代的发展趋势。

第二节　RICU 信息化管理系统

一、健康信息管理

健康信息管理是指对健康信息进行收集、分析、保护、存储和管理的过程。其结合了医疗保健、管理和信息技术，旨在确保患者健康信息的准确性、可访问性和保密性。健康信息管理对于提高医疗质量、促进患者安全、减少医疗错误、提高医疗效率和降低成本都至关重要。在健康信息管理领域，一个新兴的重要主题是临床智能。临床智能可以定义为将准确、相关且及时的临床数据电子化，转化为有意义的信息和可操作的知识，并确保这些数据在易读性、相关性、可靠性、时效性、有效性和准确性等维度上的质量。这种转变过程专注于利用临床数据为决策提供支持。随着电子健康记录和临床信息系统产生的数据量不断增长，医护人员可通过临床智能来挖掘这些数据的价值，从而提高他们的决策质量。

1. 科室信息管理　具有科室信息的录入、查询、统计等功能。通过科室信息管理模块，医院能够实现对科室运营的全面监控和管理，提升工作效率，确保医疗服务的质量和安全。

2. 人员信息管理　查询护士信息，实施科室的排班管理，统计科室护士出勤等情况。

3. 科室业务管理　对科室业务的处理，包括护士长的月工作计划、护理教学查房管理、科室专题讲座管理及科室业务考核管理等。

4. 人力资源管理　负责招聘合适的医护人员，提供培训、管理绩效，以及制订薪酬和福利政策等。

5. 资产档案管理　主要用于设置科室内所使用到的各种资产信息，以便于对这些资产进行资料管理、实物管理和业务数据的统计、分析。通过资产档案管理，医院能够确保对科室内的各类资产进行有效的管理和控制，提升资产的使用效率，降低运营成本。

6. 护理质量管理　制订护理流程，监控护理实践，根据患者反馈进行改进，以减少医疗错误和提高患者满意度。

7. IIH（Intelligent & Integrated Healthcare）系统管理　IIH 系统中护理电子病历是护士工作站的重要组成部分，是护理人员对患者的病情观察和实施护理措施的原始记载，主要包括体温单、医嘱单、入院首次评估单、一般患者护理记录单、特殊患者护理记录单等项目。护理电子病历系统可以调取患者的病史信息及临床诊断、病程记录，同时可以查询医嘱、发药时间和去向。运用护理电子病历可有效提高日常护理工作的效率，规范护理流程的书写、留档和调阅。护理电子病历系统实现了对临床护理信息的采集、传输、加工、保存、维护的网络化管理，使护理工作标准化、规范化，提高了护理人员和护理管理者的综合分析能力。

8. PACS（Picture Archiving and Communication System）系统管理 PACS 为影像存储和传输系统，数据库完全集成于 IIH 系统，与医院信息一体化，使门诊/住院医生/护士、功能放射医生、影像检查设备多方面双向共享信息，利于全面诊断。数据压缩储存、传输，使读图速度快，更节省资源。同时减少数据录入，减少出错，提高效率。图像处理功能更强大、细致、完善。

9. PDA（Personal Digital Assistant）系统管理 病房监护环境是患者赖以生存与恢复健康的最基本的物质条件，并直接影响手术的效果，其中无线传感器网络个人数字助理（PDA）作为科技高端信息产品，通过无线网络多线路监测实时信息，在采集与传输的过程中协同工作节点。在系统中，重症病房患者监测信息的采集位于系统的终端节点。

（1）查询患者的信息：护理人员通过随身携带的 PDA 对患者佩戴的腕带进行扫描，随时对患者的病情、住院号、诊断情况、饮食等进行查看，随时了解患者的性别、年龄、入院时间、医疗费用和主治医生等基本信息。

（2）随时进行护理记录：登录 PDA 用户后可以看到患者相应的护理级别，护理人员在病床旁进行护理操作的同时能够及时了解患者当前的体温、脉搏、血压、意识情况以及呼吸等，并录入到 PDA。对于新入院的患者，护理人员通过 PDA 进入到护理记录单首页，能够及时录入患者的姓名、过敏史、既往疾病史、饮食禁忌等基本情况，并将这些信息同步于护士工作站中，自动生成单据，为医生的临床治疗提供科学精确的依据。

（3）核对与查对医嘱：医生下达医嘱后，医嘱内容将按照执行时间的顺序自动拆分为不同的节段，护理人员基于各个班组的分工情况及时安排相关人员执行医嘱，并在病床旁进行查对。在 PDA 系统中，点击对应的医嘱时，将会显示出详细的信息，如医嘱的类型、主要内容、使用的药物种类、剂量等。

（4）对执行单进行分类：护理人员登录页面后，点击某一位患者的床号或者是对患者腕带进行扫描，PDA 将会显示患者的药物使用情况、注射情况、检查情况等，PDA 能准确地记录该操作的执行人及执行时间。

二、心电监护系统

心电监护系统采用独立服务器模式，建立"数据同步工作站"，实时描述经过标记的数据库，同步服务器的数据到其他服务器。心电监护系统会将监护数据实时传输至电子病历和重症监护系统，确保内容准确记录和实时更新。系统数据采集套件，支持其他接口形式所有数据输出接口设备。可接入的床边心电监护仪可以采集多种生命体征参数，包括心率、呼吸、血压、血氧饱和度、脉搏、无创血压、有创血压、体温、$ETCO_2$、中心静脉平均压、动脉平均压、心排血量等。此外，可以按需调整采集频率，可以达到每秒、每分钟、每半小时、每小时等采集一组体征数据，并且可实现系统自动无线实时报警。

三、感染管理系统

感染管理是现代医院质量管控的重要组成部分，是医院针对患者治疗过程中出现的感染情况，分析总结感染发生的客观规律，从而有计划地预防和控制感染的活动。信息技术的高速发展使得海量的医疗大数据更易于收集和获取，为感染管理工作带来有效支撑。医院可以通过建立管理信息系统，提升感染监测效率。该系统属于系统性工程，对准确性和实时性要求较高，需要从多个业务数据源采集数据。其功能包括：

1. 传染病患者上报 一旦发现传染病患者，医生在系统中填写传染病例报告卡，系统辅助填入患者姓名、年龄、联系地址等基本信息，填写完成后提交。医院感染管理办工作人员查看到报告卡后，分析、审核医生填写的内容，以保证数据的完整性。审核通过后，该系统自动签署电子签名，按疾病预防控制中心的格式要求生成接口文件，网上直报区疾病预防控制平台。

2. 院内员工调查 包括手卫生、穿刺伤职业暴露和员工感染等栏目，点击相应标签可快速新增内容或进行检索，支持一键生成周期性汇总报告。医院感染管理办定期针对洗手设施、消毒举措等手卫生指标进行调查，完成后输入各项检查结果。员工执业过程中，如发生因与手足口病、肺结核、艾滋病等传染性疾病患者的无防护接触而存在受感染风险，可在系统中上报造成的原因和复查的验证结果。

3. 智能化感染预测　该系统内嵌智能规则评分，通过对危险因素的判断，建立预测评估体系。以红色预警的方式提示医院感染管理办可能发生感染的患者情况，分值越高则排列越靠前。以曲线变动的形式展示感染的流行性趋势，为提前介入提供数据支持。

感染管理系统提高了信息上报的准确性和时效性；建立了科学、有效的感染预测制度；实现了感染数据的双向综合利用。通过信息系统的规范设计，实现了电子化的传染病例报告卡、感染的前瞻性预防和监测等功能，有利于医院相关部门及时了解临床情况，减少聚集性感染的发生，保障治疗安全，降低管理成本。随着医疗大数据综合利用能力的不断提高，医院建立智能化的感染管理系统已成为大势所趋。

四、护理管理系统

（一）概述

护理管理系统是用于护理人员情况统计、护理工作质量考核与管理的计算机应用程序，它主要负责辅助护理部做好医院护理管理工作。有效的科学管理，可使护理工作切实帮助患者获得最佳康复水平服务，实现护士的基本职责，为护理人员创造良好的护理科研环境和条件，做好护理科研建档工作，提高护理质量和护理学科水平。

（二）内容建设

1. 档案管理　护理人员可在该系统中填写个人基本信息，信息提交后分别由护士长、科护士长、护理部审核归档。通过系统可实现全院护士统一人事科室、统一唯一工号、人员进院与离院的信息同步。护理部可自行搜索和导出，方便护理部对全院护士的管理，确保医院护理质量数据的准确性。

2. 通知公告　护理部可通过该系统根据消息内容选择通知发送人员，可根据片区、护理单元、职称、职务选择通知公告接收人员，公告发出后在接收人员移动终端推送提醒，护理人员可及时查看，下载附件内容。护理管理系统的使用解决了护士电脑内外网络不通的问题，保证了消息的及时送达。

3. 学习培训　该系统可将护士学习培训分为线上学习和线下学习。护理部或科室拟定学习内容、课件或考试，选择需学习人员，发布线上学习通知，接收到学习通知的护理人员不论是在家还是在医院都可随时随地登录进行打卡学习或考试，学习过程中会随机出题以查看学习人员的在线状态。线下学习只需发送学习培训时间及地点，护士接收通知按时到场，登录系统进行现场签到及学习。同时护理管理系统自动生成学习培训学分。

4. 护士排班　该系统可将护理管理者从大量文字、数据统计中解脱出来，所有数据均由系统直接采集、导入、处理。护理管理人员可在系统上设定科室各班次时间、护士公休天数等。护理部也可随时查看全院护理人员排班情况。电子信息化排班是护理管理的革新，将复杂的人力资源调配化被动为主动。

（三）建设意义

1. 更便捷、更高效　护理管理系统的建立改善了传统护理管理中投入量大、成本高、管理难的局限性，护理管理系统将所有质量控制内容均放在系统上进行，直接上传到了护理管理系统，系统整合多方位数据，运用严谨、精确的数据统计分析模型及方法进行汇总，提高了医院的质量管理，使护理管理者的工作更加简单、有序。同时护理管理系统联合移动终端的应用加快了医院朝"无纸化、无线网络化"方向的转变，使临床护理趋向智能化、管理科学化。

2. 更人性化　护理管理系统上线使用，提高了工作效率，节省了工作时间，避免了在休假期间赶回医院参与培训学习而减少了与家人相聚时间的问题，降低了护士的职业倦怠感。同时为医疗服务提供了保障，对护理管理者提出了新的要求，不断提高了医院信息化建设，加强了医院精益化管理。

五、住院护士工作站

（一）概述

住院护士工作站是协助病房护士对住院患者完成日常的护理工作的计算机应用程序。其主要功能是核对并处理医生下达的长期和临时医嘱，对医嘱执行情况进行管理，完成住院患者的治疗工作，同时协助护士完成护理及病区床位管理等日常工作。

（二）内容建设

1. 处理医嘱 护士可自主登录系统进行医嘱校对、停止医嘱、医嘱计价调整、药物治疗医嘱发送、其它医嘱发送、药物治疗发送查询、病区常用报表、诊疗单据报表、长期医嘱单、临时医嘱单等信息的处理。

2. 护理记录 每条护理记录完成后，患者的基本信息如住院号、姓名、性别均显示在界面左侧，护理记录的日期、内容、序号、书写人、状态均显示在界面右侧。选中护理记录，点击右键，即可分别出现新增、修改、删除、查阅护理记录，护理记录归档，护理记录作废等条目，可对护理记录进行相应的处理。

3. 患者入出管理 包括入科、转科、出院、临出、临入、调床、换床、包床、退床、重入、设置等功能。所有这些操作需在住院处进行登记，以便记录和管理等待入科的所有患者的基本信息。

（三）建设意义

1. 线上实现多部门配合 住院护士工作站的应用需要多个系统的配合，主要与医生工作站、药房系统、住院收费系统、输液配置中心、医保模块等一起工作，才能很好地服务于患者。护士使用用户名与密码登录系统，权限由系统管理员给定，密码由护士自己修改。登录后进入护士管理主菜单即可进行工作。

2. 减少护士差错，还时间给患者 在医生工作站上医生开立的医嘱一旦保存后就自动提交到护士工作站，由护士进行逐条核对转抄，发现错误可由护士工作站直接退回医生工作站并可注明原因，待医生重新处理后再确认执行，确保了医嘱的正确性，同时省去了护士手工转抄医嘱的麻烦，避免了"写多错多"的情况，节省了护士非护理工作时间，使护士从原来繁琐的抄对工作中解脱出来。从而有更多时间参与到护理工作中，把护士的时间还给患者，并且改善了护理工作质量。

3. 提高工作效率　护士每天提交药品医嘱后，自动生成领药单并传到药房。药房每天调出领药单按单发药，护士到药房后照领药单清点一遍，便可领回药品。对于输液药品，由配液中心按医嘱配置好后，每天分时段送到科室交给护士。这样减少了护士取药、配药时间，同时由输液配置中心药师对医嘱进行了处方审核，减少了药物配置的差错，也减少了药物受污染的可能，方便了护士并且提高了工作效率。

4. 完善患者费用管理　当发药成功后，计算机就会将药品费用自动记录到患者账上。对于非药品费用，护士可以执行非药品医嘱或者使用非药品收费功能记录在患者账上。对于已欠费的患者，护士工作站记费用时及医生工作站开医嘱时，均可提示欠费，提醒医生、护士督促患者交费，减少漏收费，杜绝了患者的恶意欠逃费。对于特殊情况，通过相关人员批准，系统开通绿色通道，即可欠费治疗，体现了医院的人性化管理。对参加社会医疗保险的人员，系统按医保政策执行。

5. 方便查询统计工作　在护士工作站上护士可以方便地查询住院患者的各种信息，如医嘱信息、用药记录、费用情况、欠款与否等；可以进行科室的各种统计工作，如科室医疗收入统计、科室收入核算等，可供护士了解科室的经济收入情况。

六、护理电子病历

（一）概述

护理电子病历是将计算机网络技术和信息技术应用于临床护理记录中，并以此建立的一种以提高效率、改进质量为目的的信息系统。

与手工书写护理病历相比，护理电子病历提高了书写质量及临床护士的工作效率，且护理电子病历可实现资源共享，有利于护理科研与教学，并能真正做到实时监护。

（二）内容建设

1. 护理电子体温单 护理电子体温单与以往护士工作站的三测单不同，患者的体征信息不再局限于腋温、呼吸、脉搏、血压、身高等简单的数据，而是提供了更加全面的生命体征录入内容。同时还增加了诊疗事件在体温单上的显示功能，患者入院、出院、转科、手术、死亡时间、机械呼吸等都可以在体温单上自动生成，护士不需要打印出来后再用笔补填。

2. 护理电子记录单 护理电子记录单实现了全部护理措施、血糖、心率、管道情况、呼吸、脉搏等数据的电子化录入，且患者出入量的 24h 小结、日间小结等均可根据医嘱进行自动统计。同时为了满足不同科室的需求，制定了通用护理记录单和专科护理记录单，方便临床操作。此外，护理电子体温单中的生命体征数据与护理电子记录单中的数据可实现共享，无需护士重复录入。

3. 护理电子评估本 护理电子评估本中包含了跌倒坠床评估、压疮高危评估、入院评估、不良事件登记这四大类，共计 20 多个评估模板。护士只需轻松勾选，即可完成相应评估内容，并且系统自动评分，对于评估结果为高危的患者，系统会有相应的智能提醒功能，并可上报护理部，由护理部反馈护理意见。

4. 移动护理的应用 护士在临床工作中可以在患者床旁即时采集患者生命体征数据、记录相关护理情况、备注、在患者床旁进行护理交班，随时随地查看患者信息、医嘱信息、护理病历等相关内容。

5. 护理电子看板 护理电子看板分为临床护理电子看板和全院护理管理看板两类。临床护理电子看板基于传统护士工作站看板结构设计，数据清晰简洁并整合了实验室信息系统（LIS）危急值、输液预警/告警、心电监测告警、呼叫等信息，提升了护理质量与效率。全院护理管理看板以"临床护理＋护理质量管理"同轨协作为基本思路，主要功能有护理考核、查房、统计分析等功能。该系统的应用可使医院在建设数字化医院的全面性、一体性、安全性上更上一层楼。从效益的角度来分析，将更加直观地了解护理电子病历的优势。

（三）建设意义

1. 代替传统书写方式 电子病历取代了传统的手工书写，缩短了病历的书写时间，尤其是病历模板的使用，大大地提高了工作效率，使得护士有更多的时间和精力去护理患者。同时，电子病历格式统一，字迹清晰、美观，克服了字迹潦草、涂改、有划痕等弊端，尤其对写错的字、内容更改方便，避免了重复抄写。

2. 避免信息录入错误 电子医嘱的实行避免了护士转抄医嘱过程中的错误，护士只需按医嘱类别进行核对，打印即可；电子医嘱实行处方自动生成、自动划价，节约了护士为处方划价的时间，也避免了划价错误。

3. 方便查看与翻阅 护士工作站可以看到病程记录，主管医生可以在医生工作站看到护理记录内容，有利于医护之间的沟通，一定程度上避免了医护记录不一致。同时，护理部可以不到病房，通过网络直接调阅各个病区的护理病历书写情况，便于检查和督导。真正做到护士自查、科室质量控制检查、护士长不定期检查、护理部抽查的四级质量控制，也真正做到了全员参与质量控制。

4. 查询检索方便 出院患者只需输入住院号码，系统就会自动调出其历次的住院病历，根据显示的入院日期选择并查阅某次住院记录。

七、床旁监护设备采集接口

（一）概述

床旁监护设备采集接口依靠互联网和网络技术，医护人员能够有效地获得、分析来自仪器的各种数据，及时进行医疗指导或诊治，这对于患者得到高水平的医疗服务及在紧急情况时的急救支援具有重要意义。床旁患者监护仪可监测包括心电图（ECG）、血氧饱和度（SpO_2）、无创血压（NBP）、麻醉、有创压力、温度、二氧化碳（CO_2）等参数。监护系统的无线接口可以同时自动采集临床设备中近百种生命体征参数。无线接口能同时自动识别所连接的设备型号、名称及参数名称（可以是中文名称），并实时记录全部参数波形，保证在断电、网络故障、计算机硬件故障各种异常情况下，已录入数据不丢失；让医护人员在无线查房时可以随时查看患者全部生命体征参数状态及波形，可以随时打印所关心生命体征参数及波形。

（二）内容建设

1. 实时波形播放方式　该系统可以采用多种形式对患者的电子病历进行展现，如电子病历原文、患者用药、影像数据、ECG 分析、化验信息等。

2. 医疗文书快速自定义技术　随着我国医疗事业的不断发展、医院业务种类的不断丰富和医疗信息化水平的不断提高，医院也会开发出更多不同的业务流程，也会要求产生更多的医疗文书内容，这就需要信息化系统具备良好的适应性，随着业务流程的变化而快速建立起对应的医疗文书功能。

3. 符合最新三甲医院标准的数据统计功能　该系统已经覆盖了临床医疗领域绝大多数的统计功能。目前系统支持的统计内容包括诊断数据统计、手术名称数据统计、仪器使用时长统计、药品统计、计费统计、消耗品统计、医生护士工作量统计、体征数据预警统计、高值易耗品的统计等，统计数据可以按照周、月、季度、年度以及自定义时间段的方式进行统计，并通过直观的图表进行显示，同时提供数据导出和打印功能。系统还提供了"病历首页""出院病历""死亡病历"等医院常用的病历模板内容，还可以根据用户需求随时快速为患者定制病历模板。为了使医护人员能够方便快捷地录入信息，系统提供了软键盘功能，可以在任何界面切换使用。

八、护士移动工作站——掌上 PDA

（一）概述

护士移动工作站——掌上 PDA 是指在现有的医院信息系统旁工作

的一个手持终端执行系统。它以 HIS（Hospital Information System）为支撑平台，以手持设备（PDA）为硬件平台，以无线局域网为网络平台，充分利用 HIS 的数据资源，实现了 HIS 向病房的扩展和延伸。护理人员可实现实时输入、查询、修改患者基本信息、医嘱信息和生命体征的功能，形成了一个实时、动态的操作平台。同时也实现了"无纸化、无线网络化"办公，极大地提高了医院的工作效率和管理水平，减少了医疗事故的发生。

（二）建设内容

1. 入院管理　使用腕带，便于入院管理。护士在为患者进行护理治疗时用 PDA 扫描患者手上的腕带以识别与确认患者身份。同时可确认患者给药单的条形码与患者腕带上的身份标识条形码的信息均关联，真正做到了"正确的对象，正确的药物，正确的剂量，正确的时间，正确的方法与途径"，杜绝了差错。

2. 医嘱执行　医护人员在执行医嘱时，可通过掌上 PDA 快速获取相应信息，扫描药品条形码或输液瓶标签，扫描患者腕带和床位号条形码，快速准确地获取药品信息和床位号条形码信息。系统根据医嘱任务检查患者和药物信息，并给出文字和声音操作提醒。帮助医院严格规范护理流程，最大限度地减少医疗差错的发生。

3. 体征采集　通过手持终端，找到相应的患者体征，输入医嘱，然后输入测量的体征数据。系统还可以自动判断符号值是否在正常范围之内，并给出提醒。通过 WiFi 网络将患者数据实时同步到医院后台管理系统，无需人工二次转录，方便快捷，可减少错误，显著提高采集效率。

4. 信息查询　医务人员可以通过 PDA 查看所负责患者的相关信息，如电子病历、医嘱信息等，方便医生全面了解患者信息，合理制订下一步治疗计划，提高医生工作效率和治疗水平。护士还可以更快地查看医嘱的任务信息，合理规划具体医嘱的执行时间，提高护理质量。

5. 配药管理　药师根据手持 PDA 上显示的药品位置信息找到相应的药品，扫描药品条形码，系统自动识别和检查，快速完成配药工作，确保与处方一致。这大大缩短了配药时间，有效避免了因疲劳、混乱等人为因素造成的配药错误。即使是不熟悉药品在药房之中的位置的新手，也可以在很短的时间之内自由处理。

6. 仓库盘点　通过智能 PDA 扫描设备条码或 RFID 标签，完成快速准确的盘点，方便快捷，品类一目了然；通过无线网络连接后台系统，将库存信息实时传输到数据库，提高库存效率和反馈速度；可以在第一时间了解库存信息，并及时补充库存不足的物品。

7. 医疗废物管理　通过 PDA 结合 RFID、GPRS 和 GPS 技术，将医疗废物处理全过程的相关信息纳入信息管理渠道；通过对垃圾的定位和跟踪管理，确保垃圾运送至指定地点进行合法焚烧；实现医疗废物收集、运输、销毁全过程的电子控制和管理；避免医疗废物被犯罪分子利用，污染社会，危害人民健康。

（三）建设意义

1. 实现护理信息化　掌上 PDA，可随时随地采集、查询、核对、录入患者信息。以前病房里需要大量的纸张去打印、操作等，现在以 PDA 为工具，互联网为载体，可实现患者信息的传输与共享。

2. 减少护理差错　为患者做各项治疗和护理操作前，使用 PDA 扫描患者腕带、输液袋上的二维码进行身份识别与确认，极大提高了患者身份识别的安全性。PDA 扫描提高了用药准确性，核对扫描时，如果错了，PDA 会发出提醒。

3. 增加患者的信任感　当用 PDA 反复扫描，并向患者解释是在加强核对时，患者会觉得医务人员很用心、很认真，从而提升相互信任感，加强了医护配合，提高了患者的满意度。PDA 的医嘱提示音、短信功能等为繁忙的临床护理工作提供了科学有效的保障，减少了医护语言沟通中的信息传递失误，有利于建立良好的护患关系，使患者满意度上升。

4. 提高了护理效率　掌上 PDA 简化了护理记录程序，减少了护士重复性工作，并且优化了工作流程，使护士有更多的时间护理患者。此外，还可增加有效服务时效，提高了护理质量和工作效率。

第八章

中医适宜技术在肺系疾病中的应用

第一节　肺的生理特性与功能

肺位于胸腔中，左右各一，通过气管与咽、鼻相通，咽为肺之门户，鼻为肺之外窍。五行属金，与大肠相表里。在志为忧，在液为涕。

一、肺的生理特性

（一）肺为华盖

肺位于胸腔，居五脏的最高位置，有覆盖诸脏的作用，主一身之气，为脏腑之外卫，故称肺为华盖。可保护脏腑、抵御外邪、统领一身之气。外合皮毛，开窍于鼻，与天气直接相通。

（二）肺为娇脏

肺为娇脏是指肺脏清虚娇嫩而易受邪侵的特性。"其性恶寒、恶热、恶燥、恶湿，最畏火、风"。"肺气一伤，百病蜂起，风则喘，寒则嗽，湿则痰，火则咳，以清虚之府，纤芥不容，难护易伤故也"。

二、肺的生理功能

（一）肺主气

肺主气是肺主呼吸之气和肺主一身之气的总称。肺主呼吸之气是指肺吸入自然界的清气，呼出体内的浊气，实现了体内外气体的交换。通过不断地呼浊吸清，吐故纳新，促进气的生成，调节着气的升降出入运动，从而保证了人体新陈代谢的正常进行。肺主一身之气是指肺有主持、调节全身各脏腑之气的作用，即肺通过呼吸而参与气的生成和调节气机的作用。

（二）肺主宣肃

宣谓宣发，即宣通和发散之意。"气通于肺脏，凡脏腑经络之气，皆肺气之所宣"。肃谓肃降，清肃下降之意。宣发与肃降为肺气机升降出入运动的具体表现形式。肺位居上，既宣且降又以下降为主，方为其常。肺气必须在清虚宣降的情况下才能保持其正常的生理功能。肺气的宣发和肃降，是相反相成的矛盾运动。在生理情况下，宣发和肃降相互依存和相互制约；在病理情况下，则又常常相互影响。所以，没有正常的宣发，就不能有很好的肃降；没有正常的肃降，也会影响正常的宣发。只有宣发和肃降正常，才能使气能出能入，气道畅通，呼吸调匀，保持人体内外气体之交换，才能使各个脏腑组织得到气、血、津液的营养灌溉，又免除水湿痰浊停留之患，才能使肺气不致耗散太过，从而始终保持清肃的正常状态。如果二者的功能失去协调，就会发生肺气失宣或肺失肃降的病变。前者以咳嗽为其特征，后者以喘促气逆为其特征。

（三）肺主行水

肺主行水，是指肺的宣发和肃降对体内水液输布、运行和排泄的疏通和调节作用。肺主行水的生理功能，是通过肺气的宣发和肃降来实现的。肺气宣发，一是使水液迅速向上向外输布，布散到全身，外达皮毛，"若雾露之溉"以充养、润泽、护卫各个组织器官。二是使经肺代谢后的水液，即被身体利用后的废水和剩余水分，通过呼吸、皮肤汗孔蒸发而排出体外。肺气肃降，使体内代谢后的水液不断地下行到肾，经肾和膀胱的气化作用，形成尿液而排出体外，保持小便的通利。如果肺气宣降失常，失去行水的职能，水道不调，则可出现水液输布和排泄障碍，如痰饮、水肿等。

（四）肺主治节

治节，即治理调节。肺主治节是指肺辅助心脏治理调节全身气、血、津液及脏腑生理功能的作用。主要体现于四个方面。其一，吸入清气，完成吸清呼浊、吐故纳新。其二，输布津液精微，以供脏腑组织生理功能之需要。其三，通调水道，使水液代谢产物下输膀胱。其四，肃清洁净，肃清肺和呼吸道内的异物，以保持呼吸道的洁净。

第二节 肺　胀

一、概述

　　肺胀是指多种慢性肺系疾病反复发作，迁延不愈，肺脾肾三脏虚损，从而导致肺气胀满，不能敛降的一类病证。相当于西医学中的慢性阻塞性肺疾病，以喘、咳、痰、胀（即喘息气促、咳嗽、咳痰、胸部膨满、胀闷如塞等）为证候特征。《灵枢》首载病名："肺胀者，虚满而咳喘"，张仲景在《金匮要略》中对肺胀的表现进行了描述："咳而上气，此为肺胀，其人喘，目如脱状"。

二、病因

　　1.肺系疾病日久，或迁延失治，肺气郁阻，气道滞塞不利，肺脾心肾俱损，而形成肺胀。

　　2.过度吸烟、酗酒、饮食不当，脾失健运，损伤肺脾肾心，可诱发肺胀。

　　3.年迈体弱，又加频繁的外感内伤，肺脾肾心受损，往往造成肺胀喘满。

　　4.劳欲久病、禀赋不足，肺脾肾心素虚而导致本病。

　　5.情志失调，忧思气结，肝失调达，气失疏泄，肺气闭阻，或郁怒伤肝，肝气上逆于肺，肺气不得肃降可诱发肺胀。

三、辨证分型

（一）外寒内饮

　　临床表现：喘咳气短，咳痰量多稀白，恶寒发热，身痛无汗，苔白，脉浮紧。

　　治法：宣肺散寒，温肺化饮。

（二）痰浊阻肺

临床表现：咳嗽，胸满闷胀，痰多色白黏腻或呈泡沫，短气喘息，不能平卧，稍劳即甚，怕风易汗，脘腹痞满，食纳减少，倦怠乏力，舌质偏淡，苔浊腻，脉滑。

治法：健脾益肺，降气化痰。

（三）痰热壅肺

临床表现：喘促气短，胸满咳嗽，痰黄或白，黏稠难咳，发热有汗，口干面赤，苔黄，脉浮滑数。

治法：宣肺疏风，清热化痰。

（四）痰蒙神窍

临床表现：神志恍惚，烦躁，表情淡漠，嗜睡或昏迷，肢体响动，抽搐，咳逆喘促，咳痰不爽，苔白腻或淡黄腻，脉细滑数。

治法：涤痰开闭，化痰醒脑。

（五）肺肾气阴两虚

临床表现：呼吸浅短，动则尤甚，声怯乏力，咳嗽痰少，甚则张口抬肩，倚息不能平卧，面浮肢肿，手足心热，心悸心慌，舌质暗红或舌红，少苔，脉沉细弱或细数。

治法：益气养阴，补肺纳肾。

（六）阳虚水泛

临床表现：浮肿心悸，气短倚息，尿少肢凉，唇绀青紫，苔腻，脉沉虚数或结代。

治法：温阳利水，补肾纳气。

四、中医适宜技术

（一）穴位贴敷疗法

以白芥子散（白芥子、延胡索、细辛、甘遂）进行穴位贴敷，常选用肺俞、膏肓、肾俞、脾俞等背俞穴，配穴可选膻中、大椎、定喘、心俞、膈俞等。可根据咳喘的症状及证型来辨证选穴，实证取肺俞、尺泽、列缺等穴位，虚证则取肺俞、定喘、太渊等穴位。也可根据咳喘发作期和间歇期来加减选穴，发作期加定喘、风门和膻中；间歇期选膏肓和肾俞。每日贴敷 6～8h。连续 7 天为 1 个疗程。

（二）刮痧疗法

先刮颈部大椎，再刮背部风门、肺俞、身柱，然后刮胸部中府、膻中，最后刮足背部太冲。大椎为诸阳经交会穴，可疏泄阳邪而退热；肺俞、中府相配可调补肺气，止咳化痰；风门主上气咳喘；膻中理气化痰、止咳平喘；太冲可泄肝火止咳；身柱配肺俞清热宣肺，治疗咳嗽喘疾。

（三）穴位注射疗法

主穴：肺俞、肾俞、定喘、天突、曲池、足三里、合谷、内关。药液：黄芪注射液、喘可治注射液任选一种。方法：每次选主穴 1～2 个，注射时，将针头刺入穴位得气后注入药液。用药量：每穴 0.5～1mL，隔日穴位注射 1 次，5～10 次为 1 个疗程。疗程间隔 3～5 天。

（四）耳穴贴压法

主穴：肺、支气管、肾、脾；配穴：神门、皮质下、内分泌等。酒精消毒耳郭后，将王不留行籽黏附于小块胶布的中央，于以上耳穴部位贴压，每个穴位处按揉 1～2min/次，以感到热、胀、微痛为宜，每天按压 3～5 次，每 3 天于另一侧耳穴处贴压。

（五）中药热罨包疗法

中药的主要成分包括熟地黄、紫菀、磁石、款冬花、党参、炙甘草、核桃仁、黄芪、五味子、沉香、紫苏子、法半夏、橘红等。有补肺纳肾、培元固本之功效。将上述药包加热后外敷在大椎、肺俞、脾俞、肾俞等特定穴位上，通过将热罨包加热，刺激穴位处毛细血管扩张，加快血液循环，起到平喘固本、止咳化痰之功效。

第三节　肺　咳

一、概述

肺咳即咳嗽，是一种常见的肺系疾病，有声无痰谓之咳，有痰无声谓之嗽，有声有痰称之为咳嗽。咳久可有夹寒、夹湿、夹瘀之别。《素问·咳论》既指出咳嗽是由于"皮毛先受邪气"所致，又指出"五脏六腑皆令人咳，非独肺也"，强调外邪犯肺或脏腑功能失调，病及于肺，均可以导致咳嗽。病位主要在肺，与肝、脾、肾关系最为密切。

二、病因

（一）外邪留恋

多为风邪留恋。风邪上受，首先犯肺，或夹寒邪、热邪、燥邪、湿邪，外邪袭肺，影响肺之宣肃，而致咳嗽发生。

（二）正气不足

为病邪已除，邪伤正气，或素体正虚，肺体修复无力，气虚肺失宣肃，阴虚肺失滋润，均可致咳嗽发生。

（三）内外合邪

肺为"娇脏"，易受内外之邪侵袭而为病，病则宣降失常，肺气上逆，发为咳嗽。素体体质偏颇，外邪引触，脏腑功能失调，内生五邪，干于肺脏，肺失宣肃以致咳嗽。

三、辨证分型

（一）外感咳嗽

1. 风寒袭肺
临床表现：咳嗽声重，气急咽痒，咳痰稀薄色白，鼻塞，流清涕，头痛，肢体酸楚，恶寒发热，无汗，舌苔薄白，脉浮或浮紧。

治法：疏风散寒，宣肺止咳。

2. 风热犯肺
临床表现：咳嗽频剧，咳声粗亢或音哑，咽喉干痛，咳痰不爽，痰黏稠或黄稠，咳时汗出，鼻塞，流黄涕，发热恶风，口渴，头痛，舌质红，舌苔薄黄，脉浮数或浮滑。

治法：疏风清热，宣肺止咳。

3. 风燥伤肺
临床表现：干咳无痰或痰少而黏，不易咳出或痰中带血丝，喉痒，咳甚胸痛，唇鼻口干燥，咽喉干痛；或初起伴鼻塞、头痛、微恶寒、身热等表证。舌质红、干而少津，苔薄白或薄黄，脉浮数或细数。

治法：疏风清肺，润燥止咳。

（二）内伤咳嗽

1. 痰湿蕴肺
临床表现：咳嗽多痰，咳声重浊，痰色白黏腻或稠厚或稀薄，每于晨间咳嗽尤甚，因痰而嗽，痰出咳缓，胸闷脘痞，呕恶纳差，腹胀便溏，苔白腻，脉滑濡。

治法：燥湿化痰，理气止咳。

2. 痰热郁肺
临床表现：咳嗽气息粗促或喉中有痰声，痰多，质黏厚或稠黄，咳吐不爽或有热腥味，或吐血痰，胸胁胀满，咳时引痛，面赤，身热，口干欲饮，舌质红，苔薄黄腻，脉滑数。

治法：清热化痰，肃肺止咳。

3. 肝火犯肺

临床表现：气逆咳嗽阵作，咳时面红目赤，引胸胁作痛，可随情绪波动增减，烦热咽干，常感痰滞咽喉，咳之难出，量少质稠，口干口苦，胸胁胀痛，舌边红，苔薄黄少津，脉弦数。

治法：清肺泻肝，止咳化痰。

4. 肺阴亏耗

临床表现：干咳，痰少黏白，或痰中带血丝，或声音逐渐嘶哑，手足心热，夜寐盗汗，口干咽燥，起病缓慢，日渐消瘦，神疲，舌质红，少苔，脉细数。

治法：养阴清热，润肺止咳。

四、中医适宜技术

（一）耳穴贴压法

取穴：咽喉、下屏尖、神门、肺、内鼻。常规消毒耳郭后，把粘有王不留行籽的胶布对准耳穴贴敷，然后稍加压力按压每个穴位 1～2min/次，嘱患者每天自行按压 3～5 次，以感到热、胀、微痛为宜。单侧取穴，两耳交替。

（二）穴位注射疗法

主要药物有黄芪注射液、丹参注射液、喘可治注射液等。选穴：足三里、定喘、丰隆、天突、肺俞、肾俞、脾俞、大椎、风门等。方法：每次选穴 1～2 个，注射时，将针头刺入穴位得气后注入药液。用药量：每穴 0.5～1mL，隔日穴位注射 1 次，5～10 次为 1 个疗程。

（三）穴位贴敷疗法

温化寒痰方（白芥子、甘遂、延胡索、紫苏子、细辛、枇杷叶、冰片），药粉以生姜汁调和成药饼，取肺俞、膏肓、天突穴贴敷。清热化痰方（白芥子、瓜蒌、鱼腥草、大黄、黄芩、地龙、浙贝母、冰片），药粉以醋调和成药饼，取大椎、肺俞、膏肓、天突穴贴敷。每日贴敷 6～8 小时，连续 7 天为 1 个疗程。

第四节 哮 病

一、概述

哮病是由于宿痰伏肺，遇诱或感邪引触，以致痰阻气道，肺失肃降，痰气搏结所引起的发作性痰鸣气喘疾病。发作时以喉中哮鸣有声，呼吸气促困难，甚至喘息不能平卧为主要表现。相当于西医学的支气管哮喘、喘息性支气管炎。

二、病因

（一）痰浊内伏

哮喘的形成与发作，均以伏痰为基本病因。痰的形成多与肺脾肾有关。"脾为生痰之源"，饮食不当，致脾失健运，不能输布水谷精微，聚而生痰。病后体虚，可造成脏腑气机失调，滋生痰浊。若气候突变感受外邪则引动伏痰。忧思愤怒，亦可致气机郁滞，痰气交阻喉中而哮鸣有声。

（二）肺失宣降

肺主气司呼吸，外合皮毛，主宣发和肃降。宿痰内伏，肺气耗散，卫外不固，感受外邪（如风、寒、暑、湿、燥、火），引动痰浊，痰动气阻，壅于肺系，肺失宣降，则上逆而为喘息气促，发而哮鸣有声。

（三）正气亏虚

肺、脾、肾三脏之某一脏功能衰弱，均可导致正气亏虚，机体御邪能力下降，从而易为外邪所侵，又常无力祛邪外出，结果造成"邪伏于里，留于肺俞"。六淫、七情及饮食劳倦等均可成为诱因，诱发本病发作。

三、辨证分型

（一）发作期

1. 风哮

临床表现：时发时止，发时喉中哮鸣有声，反复发作，止时又如常人，发病前多有鼻痒、喷嚏、咳嗽等症，舌苔厚浊，脉滑实。

治法：疏风宣肺，降气平喘。

2. 寒哮

临床表现：喉中哮鸣如水鸡声，呼吸急促，喘憋气逆，痰多、色白多泡沫，口不渴或渴喜热饮，恶寒，天冷或受寒易发，肢冷，面色青晦，舌苔白滑，脉弦紧或浮紧。

治法：宣肺散寒，化痰平喘。

3. 热哮

临床表现：喉中痰鸣如吼，咳痰黄稠，胸闷，气喘息粗，甚则鼻翼扇动，烦躁不安，发热口渴，或咳吐脓血腥臭痰，胸痛，大便秘结，小便短赤，舌质红，苔黄腻，脉滑数或弦滑。

治法：宣肺清热，涤痰降气平喘。

4. 虚哮

临床表现：喉中哮鸣如鼾，声低，气短息促，动则喘甚，发作频繁，甚至持续喘哮，咳痰无力，舌质淡或偏红，或紫暗，脉沉细或细数。

治法：补肺纳肾，降气化痰。

（二）缓解期

1. 肺脾气虚

临床表现：气短声低，喉中时有轻度哮鸣，痰多质稀，色白，自汗，怕风，常易感冒，倦怠乏力，食少便溏，舌质淡，苔白滑或腻，脉细弱。

治法：健脾益气，培土培金。

2. 肺肾两虚

临床表现：气短息促，动则为甚，吸气不利，咳痰质黏起沫，脑转耳鸣，腰膝酸软，心慌，不耐劳累。或五心烦热，颧红，口干，舌质红，少苔，脉细数；或畏寒肢冷，面色苍白，舌苔淡白，质胖，脉沉细或细数。

治法：益气温阳，肺肾双补。

四、中医适宜技术

（一）穴位注射疗法

常用药物有灭活卡介苗、丙种球蛋白、胸腺肽、转移因子等。根据药物的特点、经络理论和病情取穴，按常规方法进行穴位注射。常用穴位：足三里、肺俞、定喘、脾俞、肾俞等。隔日穴位注射 1 次，5～10 次为 1 个疗程。

（二）穴位贴敷疗法

将白芥子、细辛、延胡索、甘遂按比例研为细末，以姜汁调和，取肺俞、心俞、膏肓、大椎等穴贴敷。每日贴敷 6～8h，连续 7 天为 1 个疗程。

（三）耳穴贴压法

主穴：肺、平喘、气管；配穴：神门、交感、肾上腺、大肠等。常规消毒耳郭后，把粘有王不留行籽的胶布对准耳穴贴敷，然后稍加压力按压每个穴位 1～2min/次，嘱患者每天自行按压 3～5 次，以感到热、胀、微痛为宜。单侧取穴，两耳交替。

（四）拔罐疗法

取肺俞、膏肓、定喘、脾俞、肾俞等穴，留罐至皮肤潮红后，起罐；夹脊穴采用闪罐法，吸拔多次，至皮肤潮红为度。1 次/日，10

次为 1 个疗程。

第五节　肺　痿

一、概述

　　肺痿是指肺部的慢性疾病长期迁延不愈，肺叶痿弱不用，而导致的以咳唾涎沫和呼吸气短为主要临床表现的一个疾病，为肺脏的慢性虚损性疾病。相当于西医学中的肺间质纤维化、间质性肺病。

二、病因

（一）肺气亏虚，易感外邪而致瘀

　　肺朝百脉，肺气亏虚，邪气不得外解，经皮肤侵入血络，形成毒邪，影响肺之气血运行而成瘀。气虚血瘀，加之毒邪伤肺，瘀毒互结，肺络受损，是肺痿早期的基本病机表现。

（二）慢性消耗，气阴亏虚，痰瘀互结

　　病久耗气，肺气虚甚，子盗母气，脾气受损，脾虚不能化生水谷精微，聚津成痰，痰瘀交阻，瘀阻更甚。肺气郁闭，气机不畅，郁而化火，火热伤津，阴液亏耗；或气虚及阳，阳气虚甚，肺气清冷，不能化生津液，亦可导致阴虚。阴津不足，气阴亏虚，痰瘀互结，以致病势更加缠绵难愈。

（三）久病及肾，虚喘更甚，阴损及阳

　　疾病日久，累及肾气。肾者气之根，与肺同司气体之出纳，肾气虚不能摄纳，气浮于上，以致虚损喘动甚。阴阳互根，阴损及阳；或气虚渐甚，阳气受累。阳虚不能制水，水液泛滥，溢于肌肤，上凌心肺，病情危重。

三、辨证分型

（一）阴虚肺燥

临床表现：咳吐浊唾涎沫，其质较黏稠，或咳痰带血，咳声不扬，甚则音哑气急喘促，口渴咽燥，午后潮热，形体消瘦，皮毛干枯，舌红而干，脉虚数。

治法：滋阴清热，润肺生津。

（二）肺气虚冷

临床表现：咳吐涎沫，其质清稀量多，不渴，短气不足以息，头眩，神疲乏力，食少，形寒肢冷，小便数，或遗尿，舌质淡，脉虚弱。

治法：温肺益气。

（三）痰浊阻肺

临床表现：咳嗽、胸满胀闷，痰多色白黏腻，咳吐涎沫，短气喘息，不能平卧，稍劳即甚，怕风易汗，食纳减少，倦怠乏力，舌质偏淡，苔浊腻，脉滑。

治法：降气化痰，宣肺止咳。

（四）痰瘀阻肺

临床表现：气短憋闷，偶咳无痰，神疲乏力，动则气喘加重，消瘦，多见周身皮肤硬化、肤色暗褐、指端青紫、口唇发绀、舌质有瘀斑或紫暗，脉细涩。

治法：活血化瘀。

四、中医适宜技术

（一）耳穴贴压法

主穴：支气管、肺、肾上腺；配穴：皮质下、胸椎上段。常规消毒后，把粘有王不留行籽的胶布固定于选用的耳穴上，每穴固定1粒。让患者每天自行按压3～5次，每个穴位每次按压1～2min，隔3天更换1次，双侧耳穴交替使用。

（二）拔罐疗法

充分暴露背部，局部涂上石蜡油，将罐吸于背上，沿着膀胱经背部第一和第二侧线的循行上下推动火罐，火罐吸附的强度和走罐的速度以患者耐受为度。左右交替进行刺激，致使其走行分布部位的皮肤潮红、充血为度。留罐10min，起罐后清洁患者背部。

（三）穴位贴敷疗法

将白芥子、细辛、延胡索、甘遂按比例研为细末，以姜汁调和，取肺俞、膻中、脾俞、膏肓、天突、肾俞、定喘等穴。每周一次，贴敷6～8h。

（四）穴位注射疗法

选取肺俞、曲池、丰隆、足三里等穴位；针剂选用喘可治注射液、黄芪注射液。进针后对准穴位上、下缓慢提插，探得酸胀针感后，回抽针芯，如无回血，即将药液推入。隔日穴位注射1次，5～10次为1个疗程。

第六节　肺　癌

一、概述

肺癌，中西医共同的疾病名称。肺癌是由正气内虚、邪毒外侵引起的，以痰浊内聚、气滞血瘀、蕴结于肺，以致肺失宣发与肃降为基本病机，以咳嗽、咯血、胸痛、发热、气急为主要临床表现的一种恶性疾病。

二、病因

（一）六淫邪毒

外感六淫之邪，或工业废气、石棉、煤焦烟炱、放射性物质等邪毒之气入侵，若正气不能抗邪，则致客邪久留，脏腑气血阴阳失调而致气滞、血瘀、痰浊、热毒等病变，久则可形成结块。

（二）七情失调

情志不遂，气机郁结，久则导致气滞血瘀，或气不布津，久则津凝为痰，血瘀、痰瘀互结，渐而成块。

（三）饮食失调

嗜食烟熏、煎炸、烧烤、辛辣食物，损伤脾胃，脾失健运，正气亏虚，气虚血瘀。脾失健运，不能升清降浊，则痰湿内生，阻遏气血脉络，渐成积块。

（四）宿有旧疾

久病伤正、年老体衰，机体脏腑阴阳偏盛偏衰，气血功能紊乱，脏腑阴阳气血失调，加重或诱发气、痰、食、湿、水、血等凝结阻滞体内，气机不畅，终致血行瘀滞，结而成块。

三、辨证分型

（一）气血瘀滞

临床表现：咳嗽不畅，胸闷气憋，胸痛有定处，如锥刺，或痰血暗红，口唇紫暗，面色晦暗，舌质暗或有瘀斑，苔薄，脉细弦或细涩。
治法：活血散瘀，行气化滞。

（二）痰湿蕴肺

临床表现：咳嗽，咳痰，气憋，痰质黏稠，痰白或黄白相兼，胸闷胸痛，纳呆便溏，神疲乏力，舌质淡，苔白腻，脉滑。

治法：行气祛痰，健脾燥湿。

（三）阴虚毒热

临床表现：咳嗽无痰或少痰，或痰中带血，甚则咯血不止，胸痛，心烦寐差，低热盗汗，或热势壮盛，久稽不退，口渴，大便干结，舌质红，少苔或舌苔薄黄，脉细数或数大。

治法：养阴清热，解毒散结。

（四）气阴两虚

临床表现：咳嗽痰少，或痰液黏稠，咳声低弱，气短喘促，神疲乏力，面色㿠白，形瘦恶风，自汗或盗汗，口干少饮，舌质红或淡，脉细弱。

治法：益气养阴。

四、中医适宜技术

（一）穴位注射疗法

选取肺俞、曲池、丰隆、足三里等穴位；针剂选用黄芪注射液。进针后对准穴位上、下缓慢提插，探得酸胀针感后，回抽针芯，如无回血，即将药液推入。隔日穴位注射 1 次，5～10 次为 1 个疗程。

（二）穴位贴敷疗法

山柰、乳香、没药、大黄、姜黄、栀子、白芷、黄芩各 20g，小茴香、公丁香、赤芍、木香、黄柏各 15g，蓖麻仁 20 粒。上药共研细末，取鸡蛋清（或蜂蜜）适量，混合拌匀成糊状，敷乳根穴。痛剧者 6h 换药 1 次，痛轻者 12h 更换 1 次。可持续使用至疼痛缓解或消失。

（三）耳穴贴压法

主穴：肺、气管、脾、肾；配穴：神门、皮质下、大肠、交感等。常规消毒后，把粘有王不留行籽的胶布固定于选用的耳穴上，每穴固定 1 粒。让患者每天自行按压 3～5 次，每个穴位每次按压 1～2min，按压的力量以有明显的痛感但又不过分强烈为度。隔 2 天更换 1 次，双侧耳穴交替使用。

（四）中药溻渍法

将止痛方（当归、川芎、白芍、红花、猫爪草、苏木、乳香、莪术、没药等）中的多种中药按一定比例洗净焙干研末用白醋调和，均匀涂在患者背部阿是穴。用保鲜膜覆盖，并用胶布固定好，30min 后揭下。嘱患者尽量穿深色衣服，防止药膏污染衣物。除去膏药后用温水清洗干净，不要搓、抓、挠背部。

（五）中药热罨包疗法

药物组成为：雄黄 30g，青黛 30 g，乳香 30g，没药 30g，酸枣仁 30g，怀牛膝 30g，生地黄 20g，丹参 20g，川芎 20g。将所有药物碎成粉末后，放入 15cm×20cm 的布袋中缝制好，摇匀。使用时先将温水装入喷壶中，并均匀对布袋表面进行喷洒，待布袋湿透后，置入微波炉加热 1～2min，使热罨包的温度达到 60～70℃，取出布袋用干毛巾包裹后置于患者后背部，10～20min/次，2 次/日。

（六）埋针疗法

取外关穴，每日按压 3～4 次，每次约 1min，以患者耐受为度，2 次间隔约 4h，24h 更换，3～5 天为 1 个疗程。

第七节　中医适宜技术

一、穴位贴敷疗法

（一）概述

穴位贴敷疗法是以中医经络学说为理论依据，把药物研成细末，用水、醋、酒、蛋清、蜂蜜、植物油、药液等调成糊状，或用呈凝固状的油脂（如凡士林等）、黄醋、米饭、枣泥制成软膏，或将药末撒于膏药上，再直接贴敷穴位、患处（阿是穴），用来治疗疾病的一种无创穴位疗法。具有通经活络、消肿止痛、活血化瘀、清热解毒等功效。

（二）适应证及禁忌证

1. 适应证　适用范围比较广，对寒证、热证、虚证、实证均可进行治疗。可以治疗呼吸系统常见疾病（气管炎、肺气肿、慢性咳喘等）、便秘等。

2. 禁忌证　对贴敷药物或者辅料成分过敏的患者禁用。

（三）操作要点及注意事项

1. 操作要点

（1）评估

① 评估病房环境，温湿度应适宜，注意保暖，必要时予屏风遮挡，保护患者隐私。

② 评估患者主要症状及过敏史，是否妊娠。

③ 评估敷药部位的皮肤情况，避开皮肤破损、皮疹、溃疡等部位。

（2）告知

① 穴位贴敷法的作用、简单的操作方法、局部感觉等。

② 贴敷后皮肤出现微红为正常现象，若出现皮肤瘙痒、丘疹、水疱等，应立即告知护士。

③ 穴位贴敷时间：一般贴敷 6~8h，易发泡的药物贴敷 2~4h。可根据病情、年龄、药物、季节调整时间，小儿酌减。

④ 若出现敷料松动或脱落及时告知护士。

2. 注意事项

（1）根据患者证型、症状选择贴敷的药物及贴敷的穴位。寒证患者选取温肺散寒的药物，热证选取清热化痰的药物，可选肺俞、心俞、膏肓、大椎、天突、定喘、脾俞、肾俞等穴进行贴敷。通便选择大黄贴，取神阙、天枢、足三里、中脘、支沟等穴进行贴敷。疼痛可用止痛贴，选阿是穴进行贴敷。咯血可用止血贴，选涌泉、孔最等穴进行贴敷。

（2）穴位定位按照患者同身寸选取，穴位位置确保准确。

（3）孕妇、1岁以下儿童、皮肤局部有破损者不宜贴敷。

（4）对胶布过敏者，可改用无纺布制品或用绷带固定贴敷药物。

（5）贴敷后注意观察用药后反应，贴敷局部出现刺痛、灼热等反应应及时停止贴敷。

（四）操作流程图

穴位贴敷疗法操作流程图见图 8-1。

二、穴位注射疗法

（一）概述

穴位注射疗法，又称水针疗法，是采用中西药物注入穴位以治疗疾病的一种方法。它可将针刺刺激和药物的性能及对穴位的渗透作用相结合，发挥其综合效应。

（二）适应证及禁忌证

1. 适应证　适用于喘息、呕吐、腹胀、发热等症状。

2. 禁忌证　对注射药物过敏的患者、体弱多病者、穴位局部感染或有严重皮肤病者、孕妇下腹部及腰骶部禁用。

（三）操作要点及注意事项

1. 操作要点

（1）评估

① 评估病房环境，温湿度应适宜，必要时予屏风遮挡。

② 评估患者有无药物过敏史、对疼痛的耐受度、晕针史。

③ 评估患者注射部位的皮肤有无瘢痕、硬结、破损、皮疹、水肿等。

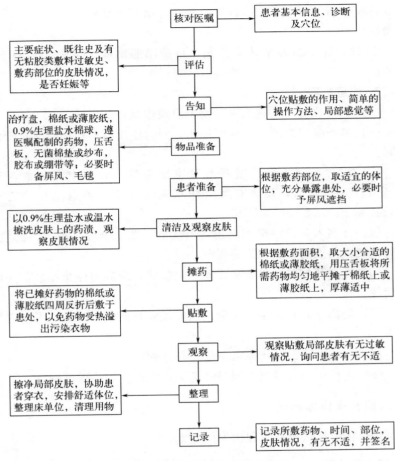

图 8-1　穴位贴敷疗法操作流程图

④ 评估患者是否处于妊娠期、月经期、哺乳期等特殊时期。

（2）告知

① 操作的目的、方法及可能出现的不适反应。

② 注射过程中出现酸、胀、麻等反应均为正常现象。有时持续时间较长，但一般不超过 1 天。

③ 注射过程中如果出现触电样感觉要及时告知医务人员。

④ 注射后要注意按压针眼处 3～5min，针眼处 2h 内不要碰水，防止感染。若注射部位出现红肿、丘疹、瘙痒等症状，立即告知医务人员。

⑤ 注射完毕后原地休息片刻，待腿部酸麻胀感觉消失再行走，防止跌倒。

2. 注意事项

（1）严格执行"三查八对"及无菌操作规程。

（2）遵医嘱配置药物，现配现用，同时使用多种药物时注意配伍禁忌。

（3）注意针刺角度，避开血管丰富部位，观察有无回血，避免药液注入血管内，患者有触电样感觉时针体往外退出少许后再进行注射。

（4）针刺入穴位后应询问患者有无酸、胀、麻等"得气"感觉，如无则变换角度上下提拉直至得气。

（5）注射药物时，患者如出现不适症状，应立即停止注射，并观察病情变化。

（6）局部皮肤有感染、瘢痕、出血倾向及高度水肿者，不应进行注射。

（7）孕妇下腹部及腰骶部不应进行注射。

（8）穴位定位按照患者同身寸选取，穴位位置确保准确。

（四）操作流程图

穴位注射疗法操作流程图见图 8-2。

三、刮痧疗法

（一）概述

刮痧疗法是以中医经络腧穴理论为基础，应用边缘钝滑的器具，如牛角类、砭石类等刮板或匙，蘸上刮痧油、水或润滑剂等介质，在体表一定部位反复刮动，使局部出现痧痕，以达到疏通经络、行气活血、祛邪外出、调整脏腑功能、防治疾病目的的方法。

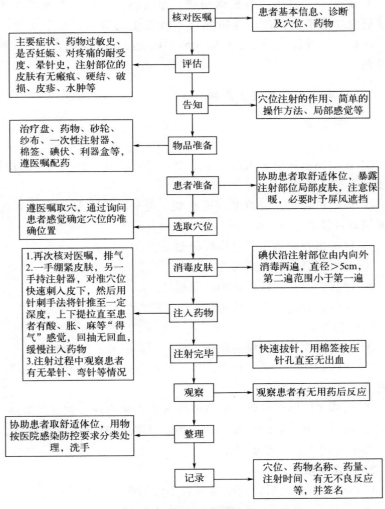

图 8-2　穴位注射疗法操作流程图

（二）适应证及禁忌证

1. 适应证　适用于外感性疾病所致的不适，如高热头痛、恶心呕吐、腹痛腹泻及暑湿入侵导致的中暑、腹痛、腹泻等症状。

2. 禁忌证 身体极度虚弱消瘦、出血倾向疾病、严重心血管疾病、肝肾功能不全者；急性扭挫伤、新发生的骨折；皮肤炎症、溃疡、瘢痕、疖肿包块及传染性皮肤病的病变部位、经期下腹部和腰骶部禁刮。

(三) 操作要点及注意事项

1. 操作要点

（1）评估

① 评估病房环境，温湿度应适宜，可根据患者情况调节温湿度，必要时予屏风遮挡。

② 评估患者的主要症状、既往史，是否有出血倾向，是否处于妊娠期或月经期。

③ 评估患者的体质及对疼痛的耐受程度。

④ 评估刮痧部位皮肤情况。

⑤ 评估患者对刮痧操作的接受程度。

⑥ 评估患者是否对介质过敏。

（2）告知

① 刮痧的作用、简单的操作方法、局部感觉及操作时间。

② 刮痧部位的皮肤有轻微疼痛、灼热感，刮痧过程中如有头晕、胸闷等不适及时告知护士。

③ 刮痧部位出现红紫色痧点或瘀斑为正常表现，数日可消除。

④ 刮痧结束后最好饮用一杯温水，不宜即刻食用生冷食物。出痧后 30min 内不宜洗冷水澡。

2. 注意事项

（1）空腹及饱食后，过度疲劳者不宜刮痧。

（2）刮痧不配合者，如醉酒、精神分裂症、抽搐者不宜刮痧。

（3）刮痧的部位选取和次数可视病情而定。在操作中用力应均匀，如皮肤有干涩感，应随时蘸介质保持润滑，勿损伤皮肤。痧点呈现紫黑色为病重，应多刮；如出现鲜红色痧点或不易刮出痧点为病轻，可少刮。患者感觉疼痛不能忍受时应轻刮，皮肤出现瘀点即可。

（4）刮痧的过程中应注意保暖，并注意保护患者的隐私。随时观察患者的病情变化，如出现面色苍白、冷汗、目眩、胸闷心慌等异常现象时，立即停止操作，通知医生配合处理。

（5）用过的刮具，应清洁消毒，擦干备用。

（四）操作流程图

刮痧疗法操作流程图见图8-3。

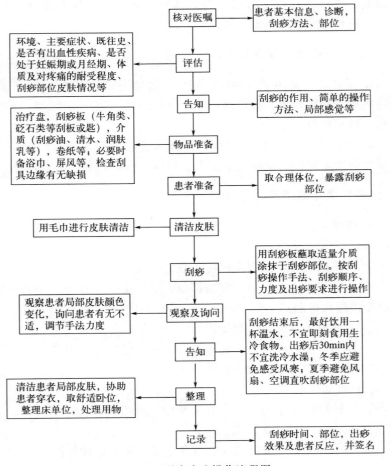

图 8-3　刮痧疗法操作流程图

四、埋针疗法

（一）概述

埋针疗法，又称为揿钉型皮内针、揿针疗法，是指将特定针具刺入表皮较浅部位的一类针法，通过给皮部以微弱而较长时间的刺激，不断地促进经络气血的有序运行，激发人体正气，从而起到疏通经络、促进代谢、祛除病邪的作用。

（二）适应证及禁忌证

1. 适应证　常用于各种疼痛病症（如偏头痛、关节痛等）、各种慢性病症（如高血压、神经衰弱等）、呼吸系统病症（如咳嗽、胸闷、喘息、过敏性鼻炎等）。

2. 禁忌证　皮肤化脓感染、红肿、紫癜和瘢痕处，孕妇下腹、腰骶部均禁止埋针。皮肤过敏患者、出血性疾病患者也不宜埋针。

（三）操作要点及注意事项

1. 操作要点

（1）评估

① 评估病房环境，温湿度应适宜。

② 评估患者主要病症、发病部位、既往史、晕针史、是否妊娠、过敏史、凝血机制。

③ 评估患者对疼痛的耐受程度。

④ 评估患者心理状态、局部皮肤情况，感知觉有无障碍。

⑤ 评估患者对埋针疗法操作的接受程度。

（2）告知

① 埋针疗法的作用、操作方法及局部感觉。

② 不要自行拔除揿针。

③ 埋针后可正常淋浴洗澡，避免泡澡和用澡巾揉搓揿针。

④ 如果埋针处出现红肿和瘙痒、皮疹等情况，应立即告知医护人员取针。

⑤ 留针期间，每隔 4h 左右自行用手指按压埋针处 1～2min 以加强刺激量，增强疗效。按压强度以自己能耐受为宜，同时注意手卫生。

2. 注意事项

（1）埋针宜选用较易固定且不妨碍肢体运动的部位，避免因关节活动产生疼痛。

（2）留针时间视病情及季节而定，一般为 2～3 天；夏季出汗较多时，埋针时间不宜过长，留置时间不超过 2 天，以免感染。

（3）埋针部位出现持续性疼痛时，应调整进针的深度、角度等，调整后无缓解应及时取针。

（4）定时检查埋针处有无汗浸，皮肤有无红肿、瘙痒、皮疹等情况；若发现埋针局部感染，应立即取针，并给予对症处理。

（5）皮肤破损、紫癜、红肿、瘢痕、体表大血管部位及孕妇下腹、腰骶部禁止埋针。

（四）操作流程图

埋针疗法操作流程图见图 8-4。

五、中药热罨包疗法

（一）概述

中药热罨包疗法是将加热好的中药药包置于患病部位或身体的某一特定位置，通过罨包的热蒸汽使包中的中药药性挥发作用于患处，使局部的毛细血管扩张、血液循环加速，达到温经通络、除湿祛寒、调和气血目的的一种外治方法。

（二）适应证及禁忌证

1. 适应证　适用于呼吸系统疾病所致慢性咳喘，风湿痹痛引起的关节冷痛、酸胀、沉重、麻木，跌打损伤引起的局部瘀血、肿痛，扭伤引起的腰背部胀痛不适、行动不便，脾胃虚寒所致的胃脘疼痛、腹胀腹冷、呕吐等。

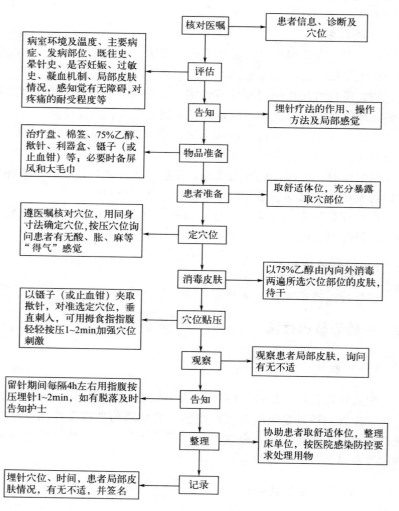

核对医嘱 → 患者信息、诊断及穴位

病室环境及温度、主要病症、发病部位、既往史、晕针史、是否妊娠、过敏史、凝血机制、局部皮肤情况,感知觉有无障碍,对疼痛的耐受程度等 → 评估

告知 → 埋针疗法的作用、操作方法及局部感觉

治疗盘、棉签、75%乙醇、揿针、利器盒、镊子(或止血钳)等;必要时备屏风和大毛巾 → 物品准备

患者准备 → 取舒适体位,充分暴露取穴部位

遵医嘱核对穴位,用同身寸法确定穴位,按压穴位询问患者有无酸、胀、麻等"得气"感觉 → 定穴位

消毒皮肤 → 以75%乙醇由内向外消毒两遍所选穴位部位的皮肤,待干

以镊子(或止血钳)夹取揿针,对准选定穴位,垂直刺入,可用拇食指腹轻轻按压1~2min加强穴位刺激 → 穴位贴压

观察 → 观察患者局部皮肤,询问有无不适

留针期间每隔4h左右用指腹按压埋针1~2min,如有脱落及时告知护士 → 告知

整理 → 协助患者取舒适体位,整理床单位,按医院感染防控要求处理用物

埋针穴位、时间,患者局部皮肤情况,有无不适,并签名 → 记录

图 8-4 埋针疗法操作流程图

2. 禁忌证 阴虚内热者、实热者、对药物过敏者禁用；孕妇的腹部及腰骶部禁用；严重的糖尿病、截瘫、偏瘫、脊髓空洞等感觉神经功能障碍的患者禁用；皮肤溃疡、不明肿块或有出血倾向者禁用。

(三) 操作要点及注意事项

1. 操作要点

（1）评估

① 评估病房环境，温湿度应适宜，病房内室温控制在 18～22℃，相对湿度以 50%～60% 为宜，可根据患者情况调节温湿度，必要时予以屏风遮挡。

② 评估患者的主要症状、临床表现、过敏史、既往史、是否有出血倾向、是否处于妊娠期或月经期。

③ 患者的体质及热罨部位的皮肤情况。

④ 评估患者的心理状况。

（2）告知

① 中药热罨包疗法的作用、简单的操作方法、局部感觉及操作时间。

② 治疗过程中可能出现局部皮肤烫伤等情况。

③ 如治疗过程中局部皮肤产生烧灼、热烫的感觉，应立即告知医务人员。

④ 治疗过程中局部皮肤可能出现水疱。

2. 注意事项

（1）治疗前详细评估患者状况，包括有无出血倾向，皮肤有无伤口、皮疹或炎症等，有上述情况者禁用。

（2）中药热罨包治疗时暴露治疗部位应注意保暖，且热罨包温度不宜超过 70℃。

（3）使用时要注意观察皮肤对热的反应，避免发生烫伤，对老年皮肤知觉迟钝者尤为注意。

（4）如果治疗过程中发现局部治疗皮肤出现皮疹、瘙痒，应立即停止治疗。

（5）在治疗过程中，要注意观察患者的面色及出汗情况，若患者出现头痛、头晕、胸闷等不适应，立即停止操作，并进行适当的处理。

（6）注意保护患者的隐私并保暖。

（四）操作流程图

中药热罨包疗法操作流程图见图8-5。

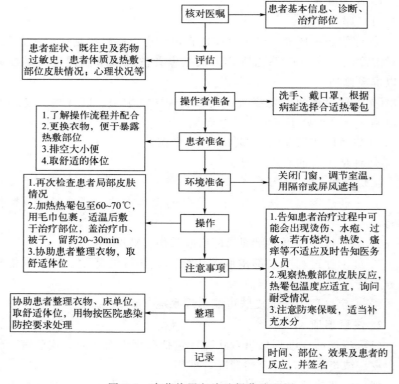

图 8-5　中药热罨包疗法操作流程图

六、耳穴贴压法

（一）概述

耳穴贴压法是将质地较硬，且光滑的药籽或菜籽等物品贴压于耳郭上的穴位或反应点，并予以适度的按压、揉捏，使其产生热、麻、胀、痛等刺激感应，通过经络传导达到调和气血、防治疾病目的的一种中医操作技术。

（二）适应证及禁忌证

1. 适应证 适用于各种急、慢性疾病的辅助治疗，如各种疼痛性疾病、过敏与变态反应性疾病及功能紊乱性疾病等。

2. 禁忌证 耳郭皮肤有创面、炎症、冻伤处禁用；过度饥饿者、疲劳者、精神高度紧张者、孕妇、有习惯性流产史者、年老体弱者、严重器质性疾病患者慎用。

（三）操作要点及注意事项

1. 操作要点

（1）评估

① 主要症状、既往史、是否妊娠。

② 对疼痛的耐受程度。

③ 有无对胶布、药物过敏的情况。

④ 耳部皮肤情况。

（2）告知

① 操作的目的、方法及注意事项。

② 耳穴贴压的局部感觉（热、麻、胀、痛），如有不适及时告知护士。

③ 每日自行按压 3～5 次，每次每穴 1～2min。

④ 耳穴贴压脱落后，应通知护士。

2. 注意事项

（1）双侧耳穴轮流贴压，留置时间夏季 1～3 天，冬季 3～7 天。

（2）观察患者耳部皮肤情况，留置期间应防胶布潮湿或皮肤感染。若对胶布过敏者可用黏合纸代之；若局部出现红疹伴有痒感或红肿、皮肤破溃、组织液渗出时，及时通知医生，配合处理。

（3）患者侧卧位感觉不适时，可稍作调整。

（四）操作流程图

耳穴贴压法操作流程图见图 8-6。

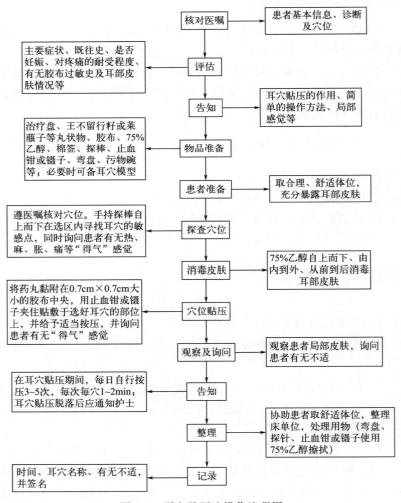

图 8-6　耳穴贴压法操作流程图

七、中药溻渍法

（一）概述

中药溻渍法是以中医基础理论为指导，将中药研末用白醋搅拌成糊状，敷于患处，达到通调腠理、祛风除湿、消散肿疡、活血散瘀、通络止痛等目的的一种中医操作技术。

（二）适应证及禁忌证

1. 适应证　皮肤科疾病：丹毒、脱疽、急性湿疹等；内科疾病：中风、慢性支气管炎、慢性非感染性腹泻等；骨科疾病：项痹、肩凝、腰腿痛、膝痹等筋骨类疾病。

2. 禁忌证　婴幼儿颜面部、对药物成分过敏者禁用。

（三）操作要点及注意事项

1. 操作要点

（1）评估

① 主要临床症状、既往史及药物过敏史等。

② 治疗部位皮肤情况及皮肤的感知情况。

③ 年龄、心理状况、文化程度及配合程度。

④ 女性患者是否处于月经期、妊娠期或哺乳期等特殊时期。

（2）告知

① 告知操作目的、方法及注意事项。

② 中药溻渍治疗可致皮肤着色，嘱患者勿紧张，数日后可自行消退。

③ 治疗时可能出现药物污染衣物的情况，指导患者尽量穿深色衣服。

④ 治疗期间饮食宜清淡、易消化、富营养，忌肥甘厚味辛辣刺激之品。

2. 注意事项

（1）皮肤过敏、有破损时禁用中药溻渍治疗，治疗过程中注意保护患者隐私。

（2）药糊湿度适中，不可过干或过湿，均匀涂抹于患者皮肤。

（3）若局部皮肤出现瘙痒、红肿等情况，可适当缩短溻渍时间，延长两次溻渍治疗的间隔时间。对胶布过敏者，改用纱布绷带固定。

（4）所有用品需按医院感染防控要求清洁消毒，避免交叉感染。

（四）操作流程图

中药溻渍法操作流程图见图 8-7。

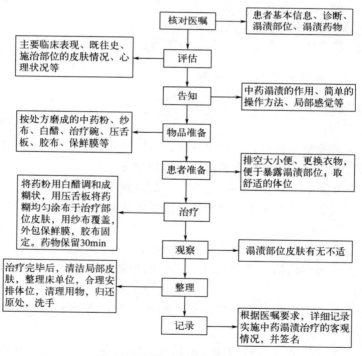

图 8-7　中药溻渍法操作流程图

八、拔罐疗法

（一）概述

拔罐疗法是以罐为工具，利用燃烧、抽吸、蒸汽等方法形成罐内负压，使罐吸附于腧穴或相应体表部位，致局部皮肤充血或淤血，达到温通经络、祛风散寒、消肿止痛、吸毒排脓等防治疾病的中医外治技术，包括留罐法、闪罐法及走罐法。

（二）适应证及禁忌证

1. 适应证　适应于头痛、腰背痛、颈肩痛、失眠及风寒型感冒所致咳嗽等症状。

2. 禁忌证　严重贫血、心脏病、白血病患者及孕妇应避免拔罐。

（三）操作要点及注意事项

1. 操作要点

（1）评估

① 评估病室环境及温度。

② 评估患者的主要症状、既往史，凝血机制，是否处于妊娠期或月经期。

③ 评估患者的体质及对疼痛的耐受程度。

④ 评估拔罐部位的皮肤情况。

⑤ 评估患者对拔罐操作的接受程度。

（2）告知

① 拔罐的作用、操作方法，留罐时间一般为 10～15min。应考虑个体差异，儿童酌情递减。

② 由于罐内空气负压吸引的作用，局部皮肤会出现与罐口相当大小的紫红色瘀斑，为正常表现，数日方可消除。治疗当中如果出现不适，及时通知护士。

③ 拔罐过程中如出现小水疱不必处理，可自行吸收，如水疱较大，护士会做相应处理。

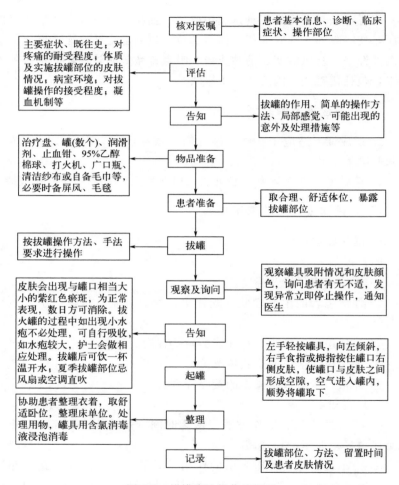

| | 核对医嘱 | → | 患者基本信息、诊断、临床症状、操作部位 |

主要症状、既往史；对疼痛的耐受程度；体质及实施拔罐部位的皮肤情况；病室环境；对拔罐操作的接受程度；凝血机制等 ← 评估

评估 → 告知 → 拔罐的作用、简单的操作方法、局部感觉、可能出现的意外及处理措施等

治疗盘、罐(数个)、润滑剂、止血钳、95%乙醇棉球、打火机、广口瓶、清洁纱布或自备毛巾等，必要时备屏风、毛毯 ← 物品准备

物品准备 → 患者准备 → 取合理、舒适体位，暴露拔罐部位

按拔罐操作方法、手法要求进行操作 ← 拔罐

拔罐 → 观察及询问 → 观察罐具吸附情况和皮肤颜色，询问患者有无不适，发现异常立即停止操作，通知医生

皮肤会出现与罐口相当大小的紫红色瘀斑，为正常表现，数日方可消除。拔火罐的过程中如出现小水疱不必处理，可自行吸收，如水疱较大，护士会做相应处理。拔罐后可饮一杯温开水；夏季拔罐部位忌风扇或空调直吹 ← 告知

告知 → 起罐 → 左手轻按罐具，向左倾斜，右手食指或拇指按住罐口右侧皮肤，使罐口与皮肤之间形成空隙，空气进入罐内，顺势将罐取下

协助患者整理衣着，取舒适卧位，整理床单位。处理用物，罐具用含氯消毒液浸泡消毒 ← 整理

整理 → 记录 → 拔罐部位、方法、留置时间及患者皮肤情况

图 8-8 拔罐疗法操作流程图

④ 拔罐后可饮一杯温开水；夏季拔罐部位忌风扇或空调直吹。

2. 注意事项

（1）凝血机制障碍、呼吸衰竭、重度心脏病、严重消瘦、严重水肿、孕妇的腹部及腰骶部等不宜拔罐。

（2）拔罐时要选择适当体位和肌肉丰满的部位，骨骼凹凸不平及毛发较多的部位均不适宜。

（3）面部、儿童、年老体弱者拔罐的吸附力不宜过大。

（4）拔罐时要根据不同部位选择大小适宜的罐，检查罐口周围是否光滑，罐体有无裂痕。

（5）拔罐和留罐中要注意观察患者的反应，患者如有不适感，应立即起罐；严重者可让其平卧，保暖并饮热水或糖水，还可揉内关、合谷、太阳、足三里等穴。

（6）起罐后，皮肤会出现与罐口相当大小的紫红色瘀斑，为正常表现，数日方可消除。如出现小水疱不必处理，可自行吸收，如水疱较大，消毒局部皮肤后，用注射器吸出液体，覆盖消毒敷料。

（7）嘱患者保持体位相对固定；操作中防止点燃后的酒精下滴烫伤皮肤；点燃酒精棉球后，切勿较长时间停留于罐口及罐内，以免将火罐烧热烫伤皮肤。拔罐过程中注意防火。

（四）操作流程图

拔罐疗法操作流程图见图 8-8。

附录　医务人员洗手方法

1. 在流动水下，淋湿双手。

2. 取适量洗手液（肥皂），均匀涂抹至整个手掌、手背、手指和指缝。

3. 认真揉搓双手至少 15s，注意清洗双手所有皮肤，包括指背、指尖和指缝，其揉搓步骤为（步骤不分先后）：

（1）掌心相对，手指并拢，相互揉搓，见附图 1。

（2）手心对手背沿指缝相互揉搓，交换进行，见附图 2。

（3）掌心相对，双手交叉指缝相互揉搓，见附图 3。

（4）弯曲手指使关节在另一手掌心旋转揉搓，交换进行，见附图 4。

（5）右手握住左手大拇指旋转揉搓，交换进行，见附图 5。

（6）将五个手指尖并拢放在另一手掌心旋转揉搓，交换进行，见附图 6。

4. 在流动水下彻底冲净双手，擦干，取适量护手液护肤。

5. 擦干宜使用纸巾。

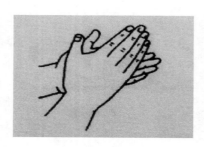

附图 1　掌心相对，手指并拢，相互揉搓

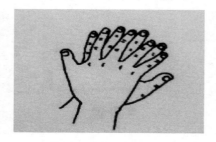

附图 2　手心对手背沿指缝相互揉搓

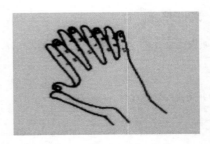

附图 3　掌心相对，双手
交叉指缝相互揉搓

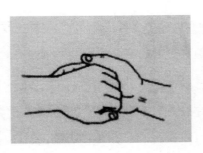

附图 4　弯曲手指关节在
掌心旋转揉搓

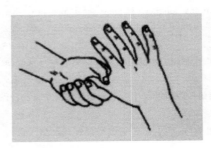

附图 5　大拇指在掌心
旋转揉搓

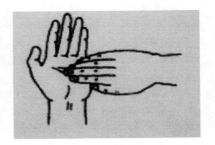

附图 6　五指并拢，指尖
在掌心旋转揉搓

参 考 文 献

［1］ 解立新．呼吸与危重症——回顾历史，展望未来［J］．重庆医科大学学报，2017，42（1）：4-6.

［2］ 重症医学科建设与管理指南（试行）．

［3］ 刘丽佳，周清河．桡动脉置管术方法和并发症的研究进展［J］．浙江医学，2021，43（19）：2154-2158.

［4］ Quan Z F，Tian M，Chi P，et al. Modified short-axis out-of-plane ultrasound versus conventional long-axis in-plane ultrasound to guide radial artery cannulation：a randomized controlled trial［J］. Anesth Analg，2014，119（1）：163-169.

［5］ Nam K，Jeon Y，Yoon S，et al. Ultrasound-guided radial artery cannulation using dynamic needle tip positioning versus conventional long-axis in-plane techniques in cardiac surgery patients：a randomized，controlled trial［J］. Minerva Anestesiol，2020，86（1）：30-37.

［6］ 郭丽．探讨 ICU 患者有创血压的监测及临床护理方法的应用［J］．航空航天医学杂志，2018，29（4）：499-500.

［7］ 宋凌菁，李冬英．ICU 应用有创血压监测的护理新进展［J］．实用临床医学，2012，13（5）：137-139.

［8］ 曾雪萍．有创血压监测在 ICU 的应用效果［J］．吉林医学，2017，38（11）：2184-2185.

［9］ 汤卫红，陈泳，朱艳萍，等．危重症监护室护士有创血压监测技能掌握现状及改进对策［J］．护理实践与研究，2016，13（13）：81-83.

［10］ 蒋渊屏．ICU 有创血压监测护理新进展［J］．中外医疗，2020，39（25）：196-198.

［11］ 袁慧，姚兴荣，马旭．动脉血气分析采血技术的质量控制［J］．中国护理管理，2011，11（8）：15-18.

［12］ 刘院和．血气分析的影响因素探讨［J］．医学信息，2015（2）：315.

［13］ 吴海波，方珍．腹内压及其监测技术的护理进展［J］．中国实用护理杂志，2015，31（5）：382-384.

［14］ Kron I L，Harman P K，Nolan S P. The measurement of intraabdominal pressure as a criterion for abdominal re-exploration［J］. Annals of Surgery，1984，199（1）：28-30.

［15］ 赵树娟．广东省三级医院经外周静脉置入中心静脉导管（PICC）的应用现状的调查研究［D］．广州：中山大学，2010：10-18.

［16］ 张红梅，张明娟，于学凤．影响 PICC 穿刺成功率相关因素分析［J］．齐鲁护理杂志，2010，16（8）：59-60.

［17］ Bausone-Gazda D，Lefaiver C A，Walters S A. A randomized controlled trial to com-

pare the complications of 2 peripheral intravenous catheterstabilization systems [J].
Journal of Infusion Nursing, 2010, 33 (6): 371-384.

[18] Infusion Nurses Society. Infusion nursing standards of practice [J]. J Infus Nurs, 2006, 29 (1): 6-20.

[19] 孙文彦, 吴欣娟, 王凯, 等. PICC 专科护士的认证、培训及规范化管理 [J]. 中华现代护理杂志, 2010 (3): 267-268.

[20] 陈育青. 中国血液净化相关标准现状及展望 [J]. 中国血液净化, 2021, 20 (6): 361-364.

[21] 中国医师协会肾脏病医师分会血液透析充分性协作组. 中国血液透析充分性临床实践指南 [J]. 中华医学杂志, 2015, 95 (34): 2748-2753.

[22] 刘钊, 曾一千, 袁娇, 等. 实施简化枸橼酸抗凝后稀释连续性静脉-静脉血液透析滤过治疗时滤后游离钙靶目标校正的研究 [J]. 临床肾脏病杂志, 2022, 22 (3): 209-213.

[23] 毕晓红, 吴岚, 张永志, 等. 枸橼酸钠抗凝在血液透析滤过治疗中的效果观察 [J]. 临床肾脏病杂志, 2019, 19 (2): 112-115.

[24] 袁媛. 金宝 Prismaflex 血滤机常见报警及对策 [J]. 实用临床护理学电子杂志, 2019, 4 (1): 185-186.

[25] 王彩玲, 郭锦丽. 基于预警理念的过程质量控制方案用于重症患者连续性血液净化研究 [J]. 护理学杂志, 2019, 34 (9): 1-4.

[26] 丁羚涛, 杨敏烈, 朱宇刚, 等. 柠檬酸盐抗凝技术在危重烧伤脓毒症患者床旁连续性血液净化中的应用效果 [J]. 中华烧伤杂志, 2018, 34 (2): 73-77.

[27] 毕智敏, 余毅. 血液净化抗凝治疗的新进展 [J]. 中华临床医师杂志 (电子版), 2015, (13): 2469-2472.

[28] 代庆春, 李娜, 回志, 等. 不同抗凝方法对连续性血液净化治疗脓毒症患者凝血功能和疗效的影响 [J]. 中国老年学杂志, 2016, 36 (7): 1681-1682, 1683.

[29] Khwaja A. KDIGO clinical practice guidelines for acute kidney injury [J]. Nephron ClinPract, 2012, 120 (4): c179-c184.

[30] 高立贤, 滑立伟. 危重患者中行 CRRT 抗凝方式的临床现状 [J]. 世界最新医学信息文摘 (连续型电子期刊), 2020, 20 (19): 84-85.

[31] 朱淑华, 龚德华. 血浆置换临床实践中的技术要点 [J]. 中国血液净化, 2021, 20 (5): 289-293.

[32] 邬步云, 余燕婷, 季大玺. 连续性肾脏替代治疗在中国的发展历程与展望 [J]. 中国血液净化, 2019, 18 (9): 587-590.

[33] 孙世澜. 血浆置换疗法 [J]. 内科急危重症杂志, 2006, 12 (1): 37-38.

[34] Gattinoni L, Busana M, Giosa L, et al. Prone positioning in acute respiratory distress syndrome [J]. Semin Respir Crit Care Med, 2019, 40 (1): 94-100.

[35] 中华医学会呼吸病学分会呼吸与危重症医学学组. 急性呼吸窘迫综合征患者机械通

气指南（试行）[J]．中华医学杂志，2016，96（6）：404-424.

[36] 中华医学会重症医学分会重症呼吸学组．急性呼吸窘迫综合征患者俯卧位通气治疗规范化流程[J]．中华内科杂志，2020，59（10）：781-787.

[37] 李静怡，张玉霞，蒋进军，等．有创机械通气患者俯卧位实施方案的构建[J]．中华护理管理，2022，22（1）：52-57.

[38] 王竞．ICU呼吸衰竭患者的俯卧位通气应用及其护理[J]．当代护士（下旬刊），2021，28（6）：89-90.

[39] 中国医师协会呼吸医师分会，中华医学会呼吸病学分会，中国康复医学会呼吸康复专业委员会，等．中国慢性呼吸道疾病呼吸康复管理指南（2021年）[J]．中华健康管理学杂志，2021，15（6）：521-538.

[40] 中国康复医学会循证康复医学工作委员会，中国康复研究中心/中国康复科学所康复信息研究所，兰州大学循证医学中心，等．慢性阻塞性肺疾病临床康复循证实践指南[J]．中国康复理论与实践，2021，27（1）：15-26.

[41] 郭海凌，孙丹丹，梁涛．ICU意识模糊评估法使用中常见问题解读[J]．中国临床医生杂志，2017，45（1）：108-109，110.

[42] 龚迪，谢梁，吴沁涵，等．关于慢性阻塞性肺疾病患者肌肉功能障碍的评估和治疗指南解读[J]．世界临床药物，2020，41（9）：671-675.

[43] 林丹，于卫华．误吸风险评估工具的研究进展[J]．护理研究，2013，27（32）：3601-3603.

[44] 王炳炽，高培惠，王晓波．远程交互式肺康复训练对慢性阻塞性肺疾病患者的影响[J]．国际呼吸杂志，2021，41（10）：761-764.

[45] 洪玉才，张茂．成年危重患者营养评估与支持治疗指南[J]．中华急诊医学杂志，2009，18（8）：802-804.

[46] 常静玲，高颖．英国2014年《失语的认知神经心理学评估与治疗：临床指南》解读[J]．中国康复医学杂志，2018，33（8）：966-969.

[47] 陈桂芝，戚良燕，邓淑仙，等．慢性持续期支气管哮喘患者焦虑、抑郁变化趋势的研究[J]．中国现代医学杂志，2015，25（31）：40-43.

[48] 薛富善．气道管理的循证方法：临床实践指南的问题和对策[J]．中华实用诊断与治疗杂志，2017，31（4）：313-316.

[49] 陈荣昌．推动慢性阻塞性肺疾病诊治水平的提高需要全方位和个体化的研究[J]．中华结核和呼吸杂志，2017，40（12）：881-883.

[50] 龚迪，吴沁涵，符翠萍，等．慢性阻塞性肺疾病肺康复运动处方指南回顾的解读[J]．世界临床药物，2020，41（9）：676-679.

[51] 武亮，郭琪，胡菱，等．中国呼吸重症康复治疗技术专家共识[J]．中国老年保健医学，2018，16（5）：3-11.

[52] 宫玉翠，陈洁雅，李平东，等．慢性呼吸疾病肺康复护理专家共识[J]．中华护理杂志，2020，55（5）：709-710.

[53] 孟祥艳，樊毫军．ARDS患者肺康复训练专家共识［J］．中国急救复苏与灾害医学杂志，2022，17（4）：421-426.

[54] 励建安．呼吸康复视野的拓展［J］．中国康复医学杂志，2022，37（2）：145-147.

[55] 周媚媚，郑洁皎，徐友康，等．呼吸康复在慢性呼吸系统疾病中的临床应用进展［J］．中国康复医学杂志，2022，37（2）：265-269.

[56] 郑则广，胡杰英，刘妮．呼吸康复治疗研究进展2017［J］．中国实用内科杂志，2018，38（5）：393-396.

[57] 黄秋玉，刘华，荣湘江，等．近10年国内外慢性呼吸系统疾病康复的可视化分析［J］．中国康复理论与实践，2022，28（8）：939-959.

[58] 何梅，于素娥，洪光朝，等．慢性阻塞性肺疾病急性加重期进行呼吸康复对健康相关生存质量变化的影响［J］．中国康复医学杂志，2018，33（6）：636-641.

[59] 陆晓，蒋灵军，戎荣．心肺功能障碍的康复治疗进展［J］．中国康复医学杂志，2023，38（10）：1329-1335.

[60] 张圣宇，张兆波．重症监护病房获得性肌无力的评估与早期康复干预［J］．中国康复医学杂志，2017，32（5）：603-606.

[61] 曲斯伟，杨晓龙，孙丽，等．早期康复训练对机械通气重症脑卒中患者的影响［J］．中国康复医学杂志，2020，35（11）：1302-1308.

[62] 周敏，赵建平．现代肺康复常用方法［J］．中国实用内科杂志，2018，38（5）：410-413.

[63] 卫生部．医院感染管理办法．

[64] 卫生部．多重耐药菌医院感染预防与控制技术指南（试行）．

[65] GB Z/T 213—2008．血源性病原体职业接触防护导则．

[66] 国务院联防联控机制．新型冠状病毒感染防控方案（第十版）．

[67] GB 15982—2012．医院消毒卫生标准．

[68] WS/T 367—2012．医疗机构消毒技术规范．

[69] WS/T 311—2009．医院隔离技术规范．

[70] WS/T 312—2009．医院感染监测规范．

[71] WS/T 368—2012．医院空气净化管理规范．

[72] WS/T 394—2012．公共场所集中空调通风系统卫生规范．

[73] GB 50333—2013．医院洁净手术部建筑技术规范．

[74] WS/T 508—2016．医院医用织物洗涤消毒技术规范．

[75] WS/T 512—2016．医疗机构环境表面清洁与消毒管理规范．

[76] WS/T 510—2016．病区医院感染管理规范．

[77] WS/T 511—2016．经空气传播疾病医院感染预防与控制规范．

[78] WS/T 509—2016．重症监护病房医院感染预防与控制规范．

[79] WS/T 313—2019．医务人员手卫生规范．

[80] WS/T 396—2012．公共场所集中空调通风系统清洗消毒规范．

[81] 李洁琼，郭成，王学良．集束化护理策略在 ICU 患者压疮管理中的应用［J］．中国实用护理杂志，2012，28（15）：36-37.

[82] 陈舒洁，王军，肖倩．预防 ICU 患者误吸的集束化护理内容的构建［J］．中华现代护理杂志，2012，18（33）：3969-3973.

[83] Edsberg L E，Black J M，Goldberg M，et al. Revised national pres-sure ulcer advisory panel pressure injury staging system：revised pressure injury staging system［J］. J Woud Ostomy Conti-nence Nurs，2016，43（6）：585-597.

[84] 郭凌翔，史甜，窦英茹．气管插管非计划拔管的原因分析及对策［J］．实用临床医药杂志，2013，17（22）：216-218，224.

[85] 方力争，周畔，方强，等．气管内插管非计划拔管的护理因素和预后分析［J］．护士进修杂志，2003，18（5）：404-406.

[86] 方静，杨海燕，刘汉，等.ICU 患者气管插管非计划拔管原因分析及护理对策［J］．护理学杂志：外科版，2004，19（2）：37-38.

[87] 赵怡．集束化护理在留置胸腔中心静脉导管肿瘤患者中的应用效果观察［J］．现代消化及介入诊疗，2019（A02）：2254-2255.

[88] 桑海燕，邱俊，魏仲航．心脏监护室中心静脉导管相关血流感染多因素影响分析及预防方案［J］．中国实验诊断学，2019，23（6）：1010-1012.

[89] 任涛．中心静脉置管在儿童重症医学科血液净化患儿中的效果观察及护理体会［J］．中国药物与临床，2019，19（2）：339-341.

[90] Aplan D，Casper T C，Elliott C G，et al. VTE incidence and risk factors in patients with severe sepsis and septic shock［J］. Chest，2015，148（5）：1224-1230.

[91] 杨倩，刘丽萍．静脉血栓栓塞症防控体系的研究进展［J］．中国护理管理，2017，17（11）：1555－1559.

[92] 陈文亮，黄志轩，林金矿，等．浅谈医院 VTE 信息化管理的应用与实践［J］．中国新通信，2022，24（8）：92-94.

[93] Hannah K J，Ball M J，Edwards MJA，et al. Introduction to Nursing Informatics［M］. 4th ed. Health Informatics，2015.

[94] 曹世华，章笠中，许美芳．护理信息学［M］．杭州：浙江大学出版社，2012.

[95] 李华艳，严敏，武晓勇，等．基于个人数字助理的胃肠外科术后重症监护系统设计［J］．中国医学装备，2021，18（8）：5-9.

[96] 杨燕妮，杨雪平，郭素云．个人数码助理（PDA）在临床护理中的应用效果分析［J］．内科，2016，11（1）：134-135，140.

[97] 王静．一种护理管理系统：CN113470801A［P］.2021-10-01.

[98] 贾俊卿，王翅翔．护理管理系统及方法：CN202011597188.4［P］.2020-12-29.

[99] 许斐，宋晓洪，陈德刚．护理管理系统建设新趋势探讨［J］．现代信息科技，2020，4（9）：104-106.

[100] 林思阳．基于云平台的护理管理系统设计与应用［J］．现代信息科技，2021，5

（17）：134-137.

[101] 付小波.一种移动式多功能护士工作站：CN210750020U［P］.2020-06-16.

[102] 刘艳亭，李健，郭敬鹏.智慧医院规划建设与应用研究进展［J］.中国医学装备，2019，16（6）：177-181.

[103] 鲁茜，黄顾，黄家平."互联网＋"智慧医院的发展探索［J］.大众科技，2019，21（10）：13-15.

[104] 畅靖生.医院电子病历信息化标准体系探讨［J］.中国管理信息化，2019，22（12）：173-174.

[105] 吴蓓雯.护理电子病历系统的应用现状与设计建议［J］.上海护理，2019，19（11）：1-4.

[106] 田曙光，秦元梅，暴银素，等.护理电子病历应用现状及应对策略分析［J］.中国中医药现代远程教育，2018，16（17）：138-141.

[107] 宋加哲，胡兰花，范国光，等.3.0 T磁共振动态对比增强扫描在脑胶质瘤分级诊断中的应用［J］.中国医科大学学报，2016，45（7）：620-625.

[108] 刘连锋，张媛，欧阳翠微，等.磁共振弥散和波谱分析联合应用诊断脑肿瘤的临床意义［J］.中国CT和MRI杂志，2016，14（9）：22-24，40.

[109] 王海滨，王理，张乐星.动态增强磁共振成像在腮腺肿瘤的诊断优势及研究进展［J］.肿瘤学杂志，2018，24（6）：601-605.

[110] 李素红，任爱玲，薛晓英，等.PDA与移动护士工作站在临床护理工作的应用与发展［J］.护理学杂志，2009，24（1）：87-90.

[111] 潘妮妮.移动护士工作站的应用［J］.现代护理，2008，14（2）：233.

[112] 徐东娥.中医适宜技术与特色护理实用手册［M］.北京：中国中医药出版社，2020.

[113] 谢琰.现代中医护理实用全书［M］.南昌：江西科学技术出版社，2018.

[114] 李顺民，彭立生.呼吸系统疾病中医特色疗法［M］.北京：人民卫生出版社，2018.

[115] 张书亚，郝琳慧，曹晶，等.中药热奄包疗法的临床应用及作用机制研究进展［J］.中医药临床杂志，2022，34（10）：1989-1993.

[116] 祝彩芸，梁惠行，刘小丽.中药热奄包配合穴位按摩干预COPD并发腹胀的护理研究［J］.中国社区医师，2022，38（3）：143-145.

[117] 周晨，张舒，王海涛，等.喘可治穴位注射治疗慢性持续期支气管哮喘的表观遗传学机制［J］.内蒙古医科大学学报，2020，42（6）：599-601，609.

[118] 刘梦.慢性阻塞性肺疾病急性加重期患者穴位注射喘可治注射液的临床观察［J］.当代临床医刊，2020，33（3）：251-252.

[119] 郭雁玲，李莉.穴位贴敷对肺系疾病治疗相关研究进展［J］.中医临床研究，2020，12（36）：123-125.

[120] 曾丽珍."冬夏并治"穴位贴敷治疗慢性阻塞性肺疾病的回顾性研究［C］.江西

中医药大学，2019.

[121]　李丁蕾，于雪峰，石绍顺.中药涂擦加红外线治疗干预社区获得性肺炎临床研究
[J].世界科学技术——中医药现代化，2015，17（12）：2603-2607.

[122]　程丽娟，刘丽，叶金婷，等.耳穴压豆治疗老年 AECOPD 的效果观察 [J].浙江
中医药大学学报，2022，46（7）：757-760，769.

[123]　张晶慧，廖新菊，朱茜，等.穴位贴敷联合耳穴压豆在慢性阻塞性肺疾病患者中的
应用效果 [J].中国当代医药，2022，29（25）：137-139，147.

[124]　鲁宗民，艾炳蔚，刘成勇，等.近 10 年穴位贴敷治疗支气管哮喘作用机制研究概
况 [J].辽宁中医杂志，2021，48（6）：242-244.

[125]　黄芳，张纯，陈宝莹，等.穴位贴敷治疗咳嗽变异性哮喘的临床研究 [J].中国
医药科学，2022，12（4）：71-73.

[126]　黄芳，张纯，卢肖霞，等.中药热奄包治疗咳嗽变异性哮喘的效果观察 [J].中
国医药科学，2018，8（23）：45-47，74.

[127]　赵成凤，张建文，尚莉丽.中药联合热奄包对喘息性支气管炎炎症因子的影响
[J].内蒙古医科大学学报，2021，43（1）：31-33，68.

[128]　饶菊芳，谢琰.中药热奄包联合耳穴压豆对晚期肺癌患者疼痛评分、睡眠质量及生
活质量的影响 [J].中国中医药现代远程教育，2018，16（6）：142-144.

[129]　马艳辉.中药外用"渍渍"疗法治疗慢性支气管炎 58 例临床观察及护理体会 [J].
中国医学创新，2011，8（34）：66-67.

[130]　程璐.揿针埋针对肺癌患者术后疼痛的效果研究 [J].中外女性健康研究，2019
（24）：109，145.

[131]　王素平.火罐治疗支气管哮喘 62 例护理观察 [J].中医药导报，2009，15
（10）：56.